かむかむウオーキング

しっかり噛めると、脳とカラダがめざめる

石上惠一

GENTOSHA

はじめに

近頃、野球やサッカー、ゴルフの選手がガムを噛《か》みながら競技をしている姿を見かけます。これをお行儀がよろしくないと批判する人もいますが、わたしは彼らがガムを噛むことで競技のパフォーマンスが上がる可能性を感じているのだろうと、内心思っています。

実は、スポーツ競技だけでなく、ウオーキングや散歩を日課にしている方も、ガムを噛みながら歩けばいいのではないかと思っています。そうすれば、いつもよりリズミカルにバランスをくずさず、運動の効果をより感じながら歩くことができるはずです。

実際に「アクティブかむかむウオーキング」という、ガムを噛みながら速歩を行うイベントが千葉県の幕張海浜公園で行われた際には、参加者のみなさんは大いにその効果を実感されていました。

本書でこれから語ろうとしていることは、最近の研究でわかってきた噛むことと脳、そして全身の身体（運動）機能との不思議な関係です。

正しく噛めるということが、全身の機能や運動能力に関係し、健康の維持にも少なからぬ影響を及ぼしているという事実をお伝えしたいと考えています。

口腔《こうくう》と呼ばれる歯やあご、舌、筋肉などからなる口周りの器官は、呼吸したり話したりする機能とともに食べ物を砕き、消化器官へ送るという大きな役割を本来担っています。しかしこの口腔には、実はもっと別の働きや役目があるのではないかということが、これまで専門家の間で議論されてきました。

そして最近、歯学、医学、生理学などの研究から明らかになってきたのは、噛むことが脳や神経の活動を活性化し、からだを動かすための骨格筋を刺激したり、その他の身体活動にも影響を及ぼしているという事実です。

たとえば、噛み合わせの良しあしは、身体機能のなかでもボディバランス（平《へい》衡《こう》機能）に大きな影響を与え、歯を失うと転倒するリスクが高まるという報告があります。また日々の食事でしっかり噛むことが脳の健康維持には大切であり、咀嚼《そしゃく》の回数が減っていくと思考力や意欲を低下させる可能性があることも指摘されています。こうしたことは、歯科医師の間では共通のホットな話題となっていますが、これまで一般の方々に対してはあまり語られてこなかったように思います。従来からいわれてきたように、食べ物を「しっかり噛む」回数も大切なことです。しかしそれ以上に正しい噛み合わせを確保し、「しっかり噛める」口の状態にすることが、身体機能や脳の健康には欠かせないのです。本書のタイトルに「しっかり噛めると」とあるのは、そんな意味を込めています。

「スポーツ歯科」と呼ばれる、スポーツを行う方々のための口腔ケアを専門とする歯科診療部門があります。あまり聞きなれない言葉かと思いますが、みなさんよくご存じの顎《がく》口腔領域の外傷を予防するためのマウスガード（マウスピースともいいますが、現在はマウスガードが一般的）を提供したり、スポーツをする方等を歯科からサポートするところです。わたしもこのスポーツ歯科医です。もともとスポーツ外傷予防や口腔の状態と全身のパフォーマンスをみつめる専門分野なので、スポーツ歯科では噛むことと全身の身体機能との関係がさまざまな分野から探究されてきました。

これからお話しする、噛むことと身体（運動）機能との関係はまだまだその全体像の一部が解明された段階にすぎないのかもしれません。実際、未解明の部分も多く残っているといえるでしょう。

しかし、全身における噛むことや口腔の役割が、今後ますます人々の関心を呼び起こしていくのは確実と考えています。なぜなら正しく噛めるということは、バランスのよい食事をとるためにも、またスポーツ競技を楽しんだり健康を増進させたりするためにも大いにその効用が期待できることがこれまでの研究報告からはっきりしてきたからです。

最近のスポーツ選手が徐々に気づき始めたように、競技の際にガムを噛むとより効果的にからだを動かすことができるようになり、成績も上がる可能性があります。生涯スポーツを行う中高年世代がスポーツスプリントと呼ばれる口腔内装置を装着し噛み合わせを正すと、筋力がアップして優れた健康対策につながるという期待もあります。スポーツだけでなく日常生活で、脳を目覚めさせるために、あるいは転倒予防のためにスポーツスプリントやガムが活用される時代がくるかもしれません。

さらにその先には、高齢化による要介護者の増加にブレーキをかけることができるのではないかという期待もあります。

誰の手助けも受けることなく暮らせる「健康寿命」をどうすれば延ばすことができるのか、現代に生きるわたしたちに突きつけられた大きな課題ですが、わたしはその答えのひとつは、噛むことの効用を理解しそれをうまく活用していくことにあると考えています。噛むことには身体機能を高め、脳の健康維持に働きかけ、スポーツや日常生活の質を向上させるといった多くの可能性が秘められているからです。「健康長寿」のためには栄養と運動習慣、そして休養といわれてきましたが、それに加え噛むことも大切にしてほしいと願っています。

石上惠一

噛むことの
3大効果

1
筋肉いきいき効果

これまでの研究で、噛《か》むことは頭部の位置を安定させて、からだのバランス能力を向上させること、また下肢などにおいて筋肉の反射運動を有意に活性化することが明らかにされている。結果として、筋力がアップしたり、運動能力が高まるなどの効果が大いに期待できる。

2

全身アイドリング効果

食事あるいはガムなどによる咀嚼《そしゃく》は、一定時間続くと大脳皮質の咀嚼運動領を興奮させ、それが隣接する運動領へじわじわと伝搬し、結果として全身の骨格筋がアイドリング状態のように活性化された状態となる。全身が動きやすい状態、スポーツにとっては最適な筋肉の状態を作り出せる可能性がある。

3

唾液の集中力増強効果

活発な咀嚼により分泌される唾液中の微量生理活性物質ＮＧＦなどがからだに吸収されると血液を通して大脳に働きかけ、学習能力や集中力などを高めて、精神の安定に寄与する可能性がある。

かむかむウオーキング　目次

第5章

第6章

アクティブかむかむウオーキングで健康長寿　177

第1章

バランス能力を決める
影の主役は
噛み合わせだった

第1章のポイント

軽く噛《か》んだだけで、からだの揺れは減る

咀嚼《そしゃく》筋は姿勢を保つ筋肉のひとつ

噛むことは、重い頭部を安定させる働きがある

噛むことと全身機能には関係がある？

いまからもう四半世紀前のことになります。昭和62年ごろ、わたしは日本大学歯学部の歯科補《ほ》綴《てつ》学教室で助手として仕事をしていました。補綴学とは、かぶせ物や入れ歯などを作って、噛《か》む機能等を回復させる治療分野です。その頃わたしは、補綴学では重要な、入れ歯に使う材料などの研究をしていました。レジンと呼ばれる合成樹脂に関する開発など、歯科治療には欠かせない材料についての研究です。

しかし、当時のわたしの頭のなかには、噛み合わせと全身の機能との関係を調べてみたいという、ぼんやりとしたアイデアがありました。

歯学部の学生の頃、授業で「噛むことにより、歯《し》根《こん》膜《まく》（159ページ参照）という感覚器を通して脳を中心とする神経系に刺激が伝わる」といった話を聞いていましたから、噛むことと全身機能にはなんらかの関係があることは歯学部の誰もが知っていました。

仕事帰りにはよく屋台のおでん屋で、仲間と一杯やりながら、「口腔《こうくう》とからだの機能は神経系で結び付いているから、噛み合わせに不都合があれば、からだの他の部分も絶対影響受けるよなぁ……」というようなことを話題にしていたものです。

まだ明らかになっていなかった口腔と全身の機能の関係を探ることはできないだろうか。どうすれば、噛むことと全身の関係を調べることができるのか。どういう方法でそれは評価できるのか。

当時は誰にもはっきりとはわからないことでした。

重心動揺計によって研究の糸口を発見

「噛《か》むこと」には、「噛み合わせ＝咬合《こうごう》」や「咀嚼《そしゃく》＝何度も噛んで噛み砕く」など、いくつかの要素が含まれていますが、特別な状態というべき「噛みしめ＝強く噛む」という行為もあります。

漠然と考えていた研究をいよいよ始めようとしたとき、まず初めに思いついたのが、「噛み合わせ」とからだのバランス能力の関係でした。

実験法として最初に試みたのは、医学分野で行われていた「足圧《そくあつ》」を観察する測定法でした。ガラスの上を被験者に歩いてもらい、下からそれを観察します。足をついたとき、体重がかかっている足跡を観察できます。土踏まず以外に足圧の分布がみられるか、両足にかかるバランスを読み取るわけです。

ところが、バランス能力をみようとすると、客観的な評価が難しく、この方法は断念せざるを得ませんでした。

そうしたとき、ある医療機器を知ることになりました。

重心動揺計という測定機器です。人は直立した姿勢で立ったとき、無意識のうちにバランスを保とうとします。重心動揺計は、そのバランスの状態をデータにして客観的に評価する医療検査機器です。測定板に人が乗ると比較的簡単に重心の動揺が測定され、揺れの軌跡と大きさがわかります。すぐに「あ、これだ！」と思いました。

もともと重心動揺計は、めまいやふらつきの原因を探るときに、耳鼻咽喉科などで使用される平衡機能《へいこう》を検査する装置のひとつです。医学研究や臨床で用いられる測定器を歯学研究で使うことにより、当時はまだほとんど別の分野として認識されていた医学と歯学の連携も図れるのではないか、という期待もありました。

さっそく何社かの医療機器メーカーに問い合わせをして、いろいろなタイプを検討しました。

初めて大学に機器が運ばれてきたとき、その場で、軽く噛んだ状態と上下の歯が接していない状態で測定結果がどう変化するかを調べたところ、重心動揺計のデータはその違いをしっかり示してくれました。このときほどわくわくしたことはありません。

こうして大学での予備実験が始まり、軽く噛んだ状態と上下の歯が接していない状態では、重心動揺に明確な差が現れることを確認することができたのです。

噛むといった口腔《こうくう》の働きが、歯科の範囲にとどまるのではなく、全身の機能に関与していることを確かめる研究がこうして始まりました。

噛み合わせが悪くなると、からだが動揺する！

この重心動揺計を用いてさっそく測定したのは、噛《か》み合わせの良しあしとからだのバランス能力の関係です。

図1のように測定板の上に立った姿勢で一定時間（20秒間）乗り、重心の揺れの軌跡を検出します。すると、右の図のように揺れによる軌跡の長さと、軌跡が描いた面積などがわかります。これらによって、動揺の大きさを判定します。

噛み合わせの良しあしを決めているのは、歯の噛む面（咬合《こうごう》面）、下あごの位置（下《か》顎《がく》位）とその動き、そして噛む力（咬合力）と考えられます。

図1●静的バランスの測定

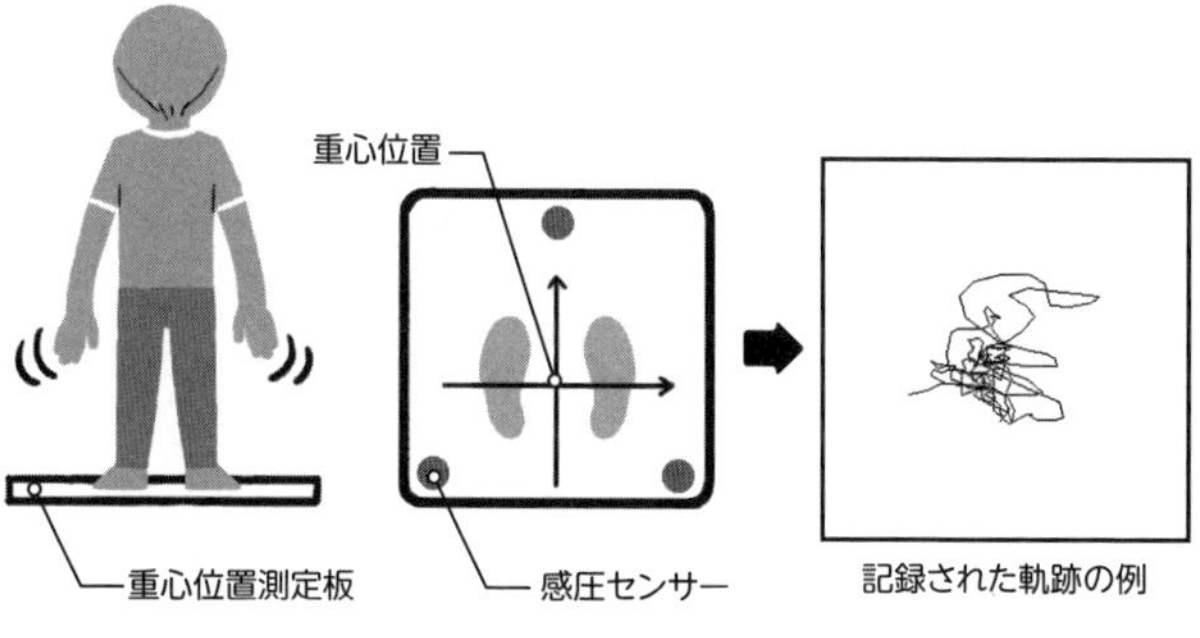

直立姿勢の変化を重心位置の揺らぎとしてキャッチする。

噛み合わせをわざと悪い状態にするために、下あごの片方の第一大臼歯《きゅうし》に厚さ0・5㎜の金属のかぶせ物をして、その変化を観察しました。健康な20代で、歯やあごの状態が良好な9人で実験したところ、すぐに被験者のほとんどに重心動揺の増加がみられました。少し厚めと思われる干渉ですが、明らかに重心動揺軌跡の変化として現れたことは、噛み合わせが姿勢、特に重心動揺に影響を及ぼすことを示しています。

噛み合わせが悪くなると、からだのバランスが崩れる傾向にあるという結果です。

〝軽く噛む〟だけで、からだの動揺が減った！

次に、上下の歯が接しているかいないかで、バランスがどう変わるかを実験してみました。

まず被験者に重心動揺計に乗ってもらいます。上下の歯が接していないリラックスした状態にしてもらいます。通常、健常者ではこうしたとき、歯と歯の間には約2㎜くらいの隙間ができます。これを下顎《かがく》安静位といいます。

次に軽く噛《か》んだ状態で測ってみました。

驚いたことに、非常に明確な違いが現れました。

表1がその結果です。縦軸の数値は揺れの大きさ（重心動揺移動距離）を示しています。左が下あごを楽にして、上下の歯が接していないリラックスした状態、右は軽く噛んだ状態です。揺れの数値は、軽く噛んだ状態のほうがおよそ3・6％の減少を示しました。それだけからだの動揺が減り、安定していることを示しています。軽く歯が触れただけのことですが、このわずかな状態の変化でこれだけバランス能力に差異

表1●リラックスした状態と軽く噛んだ状態でのバランスの違い

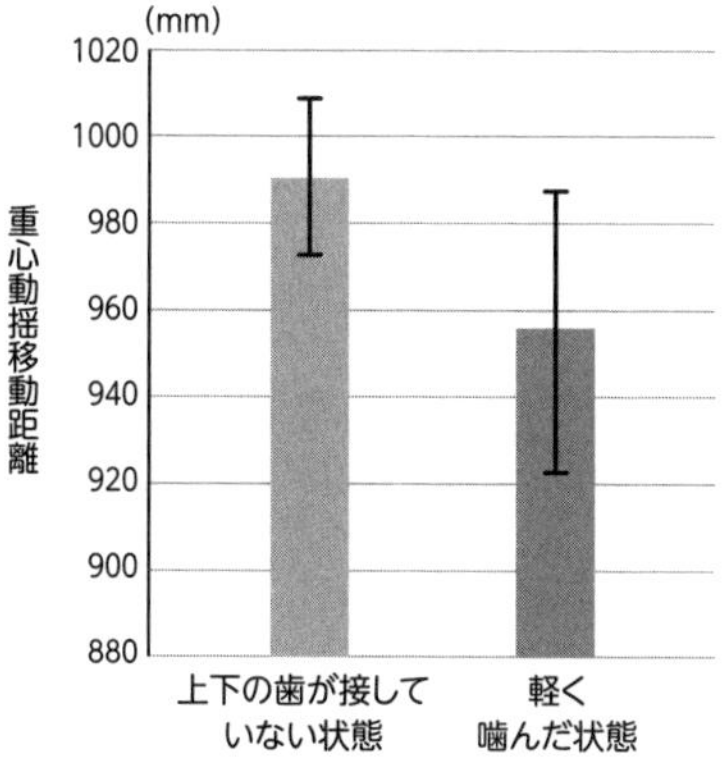

が出ることに驚きました。

噛むことには、なにか不思議な働きが潜んでいる？

噛《か》むことには、食べ物を砕いて飲み込むという目的以外になにか別の働きやしくみがあるのか。軽く噛んだだけなのに、なぜからだの揺れが少なくなり安定したのか。噛むことと全身の機能との関係を解き明かす研究はここからスタートすることになりました。

まず、バランス能力とはなにかを知らなければなりません。

バランス能力には、3つの感覚機能からの情報が関与しているといいます。眼から入ってくる「視覚」の情報、内耳の三半規管と耳石《じせき》で重力を感知する「聴覚」の情報、もうひとつは「体性感覚」と呼ばれる皮膚感覚や関節、筋肉の伸び縮みなどによる情報です。

これらの感覚器からの情報はすべて、**図2**のように脳幹や小脳の中枢神経系に伝わり、そこで制御され、からだの各部の筋肉に指令が届きます。

その指令を受けてバランスを保つ動作を担っている筋肉には、頸《くび》の後部にある頸部《けいぶ》筋《きん》と背中の脊柱起立筋《せきちゅうきりつきん》（脊柱を伸ばす筋肉）、そして下肢の多くの筋肉（大腿四頭《だいたいしとう》筋《きん》、大腿二《に》頭筋《とうきん》、下《か》腿三頭筋《たいさんとうきん》、大臀筋《だいでんきん》、中《ちゅう》臀筋《でんきん》など）があります。この他にも眼筋など眼を動かす筋肉もバランスを保つ動作に不可欠です。

噛むという動作が、これらのバランスを保つ機能と働きのどこに作用しているのか。その全体像は、研究を始めた頃、まだよく解明されていませんでした。

図2 ● バランス能力にかかわる感覚機能と指令の流れ

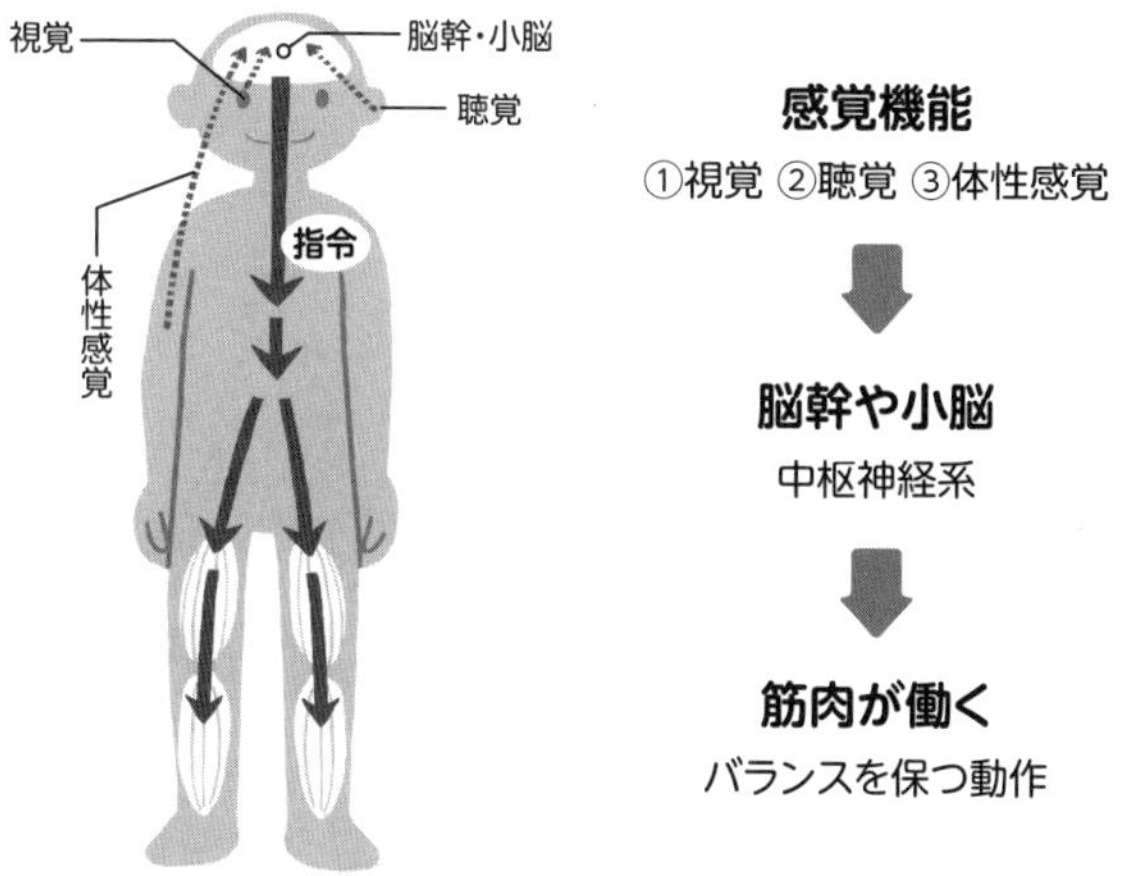

噛む筋肉も直立姿勢に寄与している

噛《か》むこととバランス能力の関係は、人の直立姿勢を考えると少しずつその秘密が明らかになっていきます。

人が直立すると、脊柱《せきちゅう》の最上部に、頭がきます。頭の重さは脳を含めだいたい5～6kgです。女性なら、この重い頭を地面に接する足の裏、縦23～24cmぐらいの狭い面で支えていることになります。人が二本足で立つということは、いつ倒れてもおかしくないほど、物理的に不安定なものです。さらに、人のからだの骨格は上から頸《くび》、腰、ひざ、足首まで非常に曲がりやすい関節でつながっていますから、その不安定さは驚くほどです。

図3●頭部の安定にかかわる咀嚼筋群

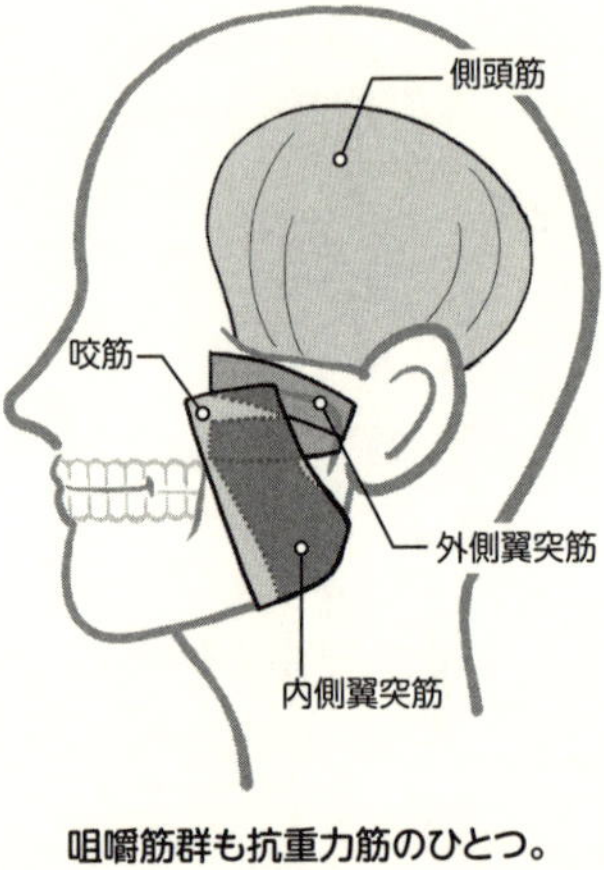

咀嚼筋群も抗重力筋のひとつ。

バランスを維持するには、重い頭部を支えなくてはなりませんが、この頭部の位置を安定させているのは、頸部の筋肉と肩にある僧帽筋《そうぼうきん》などの筋肉群です。

さらに、**図3**で示した咀嚼《そしゃく》にかかわる筋群（咬筋《こうきん》、側頭筋《そくとうきん》、外側翼突筋《がいそくよくとつきん》、内側《ないそく》翼突筋など）も実はこの頭部の安定維持のために機能しています。

重力に抗して姿勢を保つためにがんばる筋肉という意味で、下腿《かたい》、大腿《だいたい》、腰部などにはりめぐらされた筋肉を「抗重力筋」といいますが、咀嚼にかかわる筋肉も抗重力筋のひとつなのです。

軽く噛むという動作でも、咀嚼筋が収縮して頭部の安定に寄与していると考えられます。

コラム

噛み合わせストレス症候群から咬合関連症候群へ

噛《か》み合わせと全身の関係に初めてスポットを当て、研究として取り上げたのはアメリカの歯科医A・C・フォンダー教授といわれています。

彼は、噛み合わせに異常があると、ストレスを誘発して姿勢の異常、肩こり、頭痛、聴力の減退、顎関節《がくかんせつ》症などを引き起こすことがあると指摘しました。1965年頃、これらの症状を「噛み合わせストレス症候群」と名付けました。

現在、日本では「咬合《こうごう》関連症候群」と呼ばれています。多くの症例を分析した結果、慢性的な噛み合わせの不具合によって、偏頭痛や肩こり、腰痛などの症状がほぼ全身におよび、複合的に現れることから、このような名称が付けられました。

プールでは下あごの動きでからだが回転する

では、重力の影響がない場合はどうなるでしょう。

たとえば宇宙空間に飛び出したとします。頭部も無重量となりますから、抗重力筋たちの役目もなくなります。こうしたときに咀嚼《そしゃく》にかかわる筋肉（咀嚼筋群）と、全身の筋肉がどういう連携をとっているのか、それを示してくれるおもしろい実験があります。これは、口腔生理学者の船越正也朝日大学元教授の実験を参考にしています。

宇宙には行けませんので、わたしたちはプールで大学の学生たちに協力してもらい、実験を行いました。測定器具も何もいりません、誰でもやろうと思えばできますので、自分のからだでぜひ試してみてください。

周りに迷惑がかからないよう、プールなどで行います。仰向きで静かに浮いてみてください。そして波立っていないとき、**図4**のように軽く噛《か》んだ状態で、思いきって

図4●あごを右にずらすとからだも右に

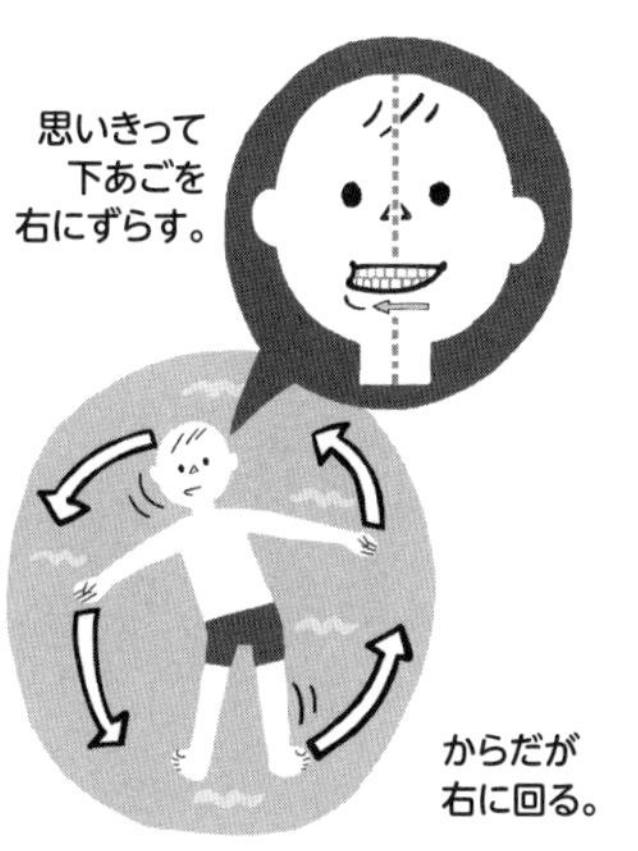
思いきって
下あごを
右にずらす。
からだが
右に回る。

下あごを右にずらし、そのままの位置を保っていると、どうでしょう、あなたのからだは徐々に、少しずつ右に回転し始めるはずです。今度は下あごを左にずらし、その位置を維持していると、からだは左に回転し始めます。

これは、頭部を支えるといった抗重力筋の働きが必要ない状況でも、あごの移動による咀嚼筋群の偏った緊張が、頸《くび》や肩そして四肢の筋肉へと伝わり、全身の姿勢の偏りとなって回転運動が起こるためと考えられます。

噛むときには全身の筋肉を使う

このプールの実験も、噛《か》むことは口の機能（口腔機能）だけの身体活動にとどまらないこと、全身の機能として考えられることを教えてくれています。

エックス線動画で、食べているときや飲み込むときの様子を観察する研究方法があります。

これでよくわかるのは、このとき、咀嚼《そしゃく》筋群ばかりが働いているのではなく、実はその重い頭蓋骨を支えている頸《くび》や肩、あるいは胸、背中にある12種類もの筋肉を総動員して、食べ物を噛んでいることです。

噛むことは全身の筋肉を動かすしくみとも連動しているということが明らかになってきました。

噛み合わせが悪くなると眼も耳も機能が低下する

噛《か》むこととからだのバランス能力の関係を探るわたしたちの研究は、次にバランス能力を担う他の感覚、視覚や聴覚へと展開していきました。噛むことははたして視覚や聴覚へなにか影響を及ぼしているのでしょうか。

走る電車のなかで、外の景色をみている人の眼の動きをみたことがあるでしょうか。眼球が非常に細かく動いています。こうした自分の意思と関係なく動く、眼球の規則正しい往復運動は「眼振《がんしん》」と呼ばれる現象のひとつです。眼振は、平《へい》衡《こう》バランスが崩れたときにも起こります。この眼振を測定する装置を使って、健康な人に厚さ0・5㎜の金属のかぶせ物を装着して噛み合わせをあえて悪くし、即時的ですがその変化を観察しました。

ほんのちょっと噛み合わせを悪くしただけで、それまでなかった新たな眼振が始まる様子が観察できました。これは第5章でも述べますが、眼の神経系と上下のあごの神経系は束ねられて脳へとつながっているため、あごや咀嚼筋の動きの異常な興奮が眼の神経に影響を及ぼしていると考えられます。つまり噛み合わせが悪くなると、それは眼の動きにも関与し、バランス能力を失うことにつながっている可能性が示されました。

聴覚についても聴性脳幹反応（ABR）を用いて調べました。音の感覚を脳へ伝える電位を測定し、その電位変動をみると、健康な人で同様に噛み合わせをあえて悪く調整すると、予想通り音への反応速度が、1000分の1秒以下というわずかな値ながら低下することがわかりました。

聴性脳幹反応とは、脳幹部での聴覚神経系の興奮による電位を頭皮上で記録したもので、音刺激から10ミリ秒（1ミリ秒＝0・001秒）の間に発生する6

〜7個の電位のピークにより構成され、意識や睡眠状態の影響を受けにくくきわめて再現性の高い安定した反応です。

これらは、噛み合わせの異常があごの関節にわずかな障害として伝わり、それが場所的にも近い内耳や鼓膜など聴覚の働きに少なからぬ影響を与えていると推察されます。

このように噛むことは、視覚や聴覚にも大きな影響をもたらすことがわかってきました。

コラム

自宅で簡単！　重心動揺を観察してみよう

2人いれば、自宅や職場でも簡単に、重心動揺の様子を観察できる方法があります。

まず柱やドアなど、「垂直の目印」にできそうな場所を探し、両足首をつけてその前に立ちます。そこから1m離れたところに直径1㎝ほどのマークを示し、その点を20秒間じっと見つめます（**図5**参照）。

①あごを楽にし上下の歯が接していないとき

②軽く噛《か》んだとき

の2つの状態で実験してくださ い。それぞれの実験の間は、眼を閉じてできるだけリラックスしてください。視覚の影響を減らすためです。

観察者はその様子を正面からみてください。スマートフォンやビ

図5●重心動揺を体感！

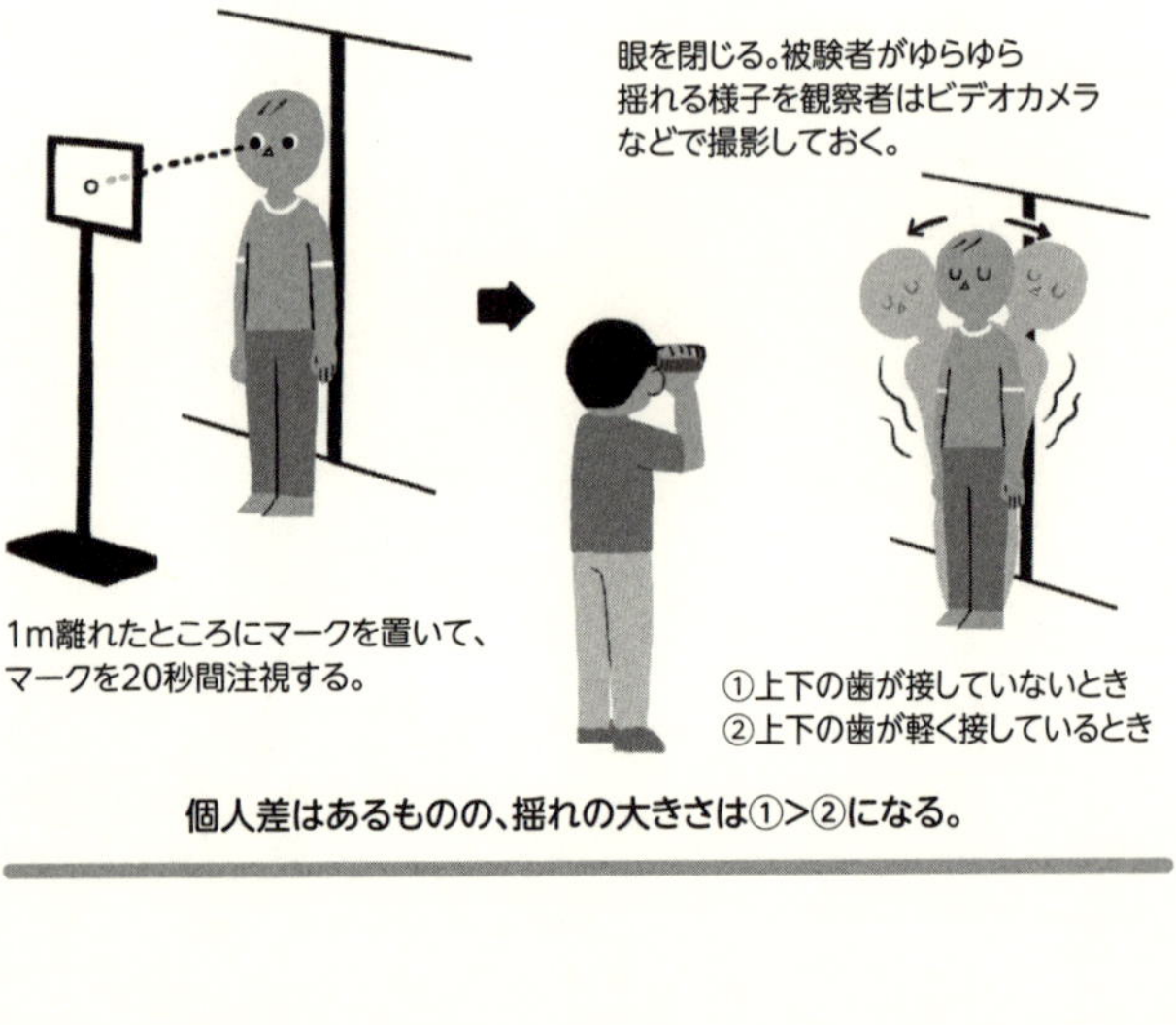
眼を閉じる。被験者がゆらゆら
揺れる様子を観察者はビデオカメラ
などで撮影しておく。
1m離れたところにマークを置いて、
マークを20秒間注視する。
①上下の歯が接していないとき
②上下の歯が軽く接しているとき

個人差はあるものの、揺れの大きさは①>②になる。

デオカメラなどでその様子を動画で記録するとよりおもしろいでしょう。きっとあなたは、軽く噛んでいるときには動揺が減り、より安定していることを発見できるでしょう。噛むことの全身効果はこんな簡単なことで体験できます。噛んでいるとき、あごの位置が安定することなどによる効果で、からだのバランス能力は確実によくなっているはずです。

第2章

正しく噛めている人は運動能力が高い

第2章のポイント

噛《か》み合わせがよいと運動能力も高くなる

入れ歯を装着しているほうが歩く速度も歩幅もアップする

噛みしめると筋肉の活動性が高くなる

こどもたちの運動能力も噛み合わせで変わる

噛《か》むことと全身の機能はどこかでつながっていて、連携プレーのようにいっしょに活動している様子が少しずつわかってきました。

では、実際に日々の暮らしで、わたしたちがからだを動かしたり、運動したりするとき、噛むことや噛み合わせは、どのような影響を及ぼしているのでしょうか。

学校教育の現場で行われた、とても興味深い調査があります。明海大学の安井利一教授（口腔《こうくう》衛生学）らは、長年にわたり成長期のこどもたちの歯や口の健康をみつめてきました。また、スポーツと噛み合わせの状態との関係にも早くから関心をもたれていました。

学校歯科保健の分野では、生活習慣病や内臓脂肪症候群（メタボリックシンドローム）といった成人期の病気を意識し、その予防を発育期から始める「生涯にわたる健康づくり」が目標として掲げられています。栄養（食生活）、運動（スポーツ）、そして休養といった健康作りの基本が、学童期にしっかり育まれなければならないと考えているのです。このうち栄養あるいは食生活は、噛み合わせや口の状態と深く関連しています。ところが、噛み合わせの状態が、こどもたちの運動能力にどう関係するのかという問題については、これまであまり調査や検討がなされてきませんでした。

安井教授らはスポーツの成績がよく、運動能力が高いこどもたちは、しっかりした歯をもち、その噛み合わせの状態もいい傾向にあるという印象をもっていました。そこで本当にそうした傾向があるのかを確認するために、こどもの運動能力と噛み合わせの相関関係を調べました。

２００７年に、埼玉県下の中学2年生の定期健康診断で行われた歯科検診の際、データが収集されました。分析の対象となった生徒は１８７名（男子98名、女子89名）でした。測定は、噛み合わせの接触状態と噛む圧力（咬合圧《こうごう》）を同時に感知するフィルムを5秒間最大の力で噛んだ後、専用の装置で判定する方法で行われました。これは、歯全体の噛む力を調べるために噛み合わせの面積と噛む力を合わせて総合的な咬合力を測定する方法です。噛み合わせの接触状態と噛む圧力が微妙な色の差として現れ、装置が自動的に判定します。

この総合的な咬合力は、普段の生活で咀嚼《そしゃく》活動が活発に行われているかどうかに関係する数値で、こどもたちの噛み合わせの発育度やからだの健康など総合的な判断ができると考えられています。

一方の運動能力については、文部科学省が毎年秋に実施している、スポーツテストの結果を参照することにしました。総合的な咬合力が高いグループと低いグループに分け、運動能力との関係が調べられました。

しっかり噛めている子は運動能力が高い

表2は、この調査結果の一部です。総咬合《こうごう》力が高いグループのこどものほうが運動能力の結果も優れていること、また全体にそうした傾向を示していることがわかります。

握力といった筋力をみるものから、50m走や立ち幅跳び、ハンドボール投げといった複雑なからだの動きが必要な競技まで、噛《か》み合わせ状態の良好な生徒がどれもいい成績を残す傾向にあるということが明らかになりました。中学生の頃の歯は、永久歯列の完成に向かう成長期であり、また口腔《こうくう》の管理ができているこどもとそうでないこどもの差がはっきり現れる時期ともいわれています。こうした成長期であっても、噛み合わせの良しあしが運動能力と深い関係にあることが示されたのです。

では、なぜ噛むことや噛む能力が、運動能力に影響を及ぼしているのでしょうか。

表2●咬合力と運動能力の関係

(調査対象:中学2年生187名)

スポーツテスト	男子		女子	
	咬合力が低い群	咬合力が高い群	咬合力が低い群	咬合力が高い群
握力	34kg	36kg	27kg	29kg
上体そらし	28cm	29cm	23cm	25cm
長座体前屈	42cm	44cm	53cm	56cm
反復横とび	53回	53回	46回	47回
1500m走	6分21秒	6分12秒	4分27秒	4分26秒
50m走	8秒1	7秒6	8秒5	8秒4
立ち幅跳び	2m11cm	2m24cm	1m72cm	1m88cm
ハンドボール投げ	22.4m	23.5m	12m	13.6m

出典:深井智子ほか. 中学生の咬合状態と健康観および運動能力の関連性について, 明海歯学36(1), 37-41, 2007. 著者による一部改変

なぜ噛み合わせと運動能力はつながっているのか？

第1章で、軽く噛《か》むことであごの位置が安定し、からだの姿勢やバランスの安定につながることを説明しました。したがって、アーチェリーや弓道、射撃、ゴルフのスイングのように両足を固定して姿勢を安定させることが重要なスポーツでは、その効果が容易に現れるのではないかと想像できます。その結果として、運動能力の向上に影響を及ぼす可能性が大いに考えられるのです。

実際、アーチェリー競技でからだの安定性と噛み合わせとの関係を重心動揺計で調べた実験があります。

アーチェリーでは的を捉えるときの構えが基本姿勢ですが、その際の姿勢制御は非常に大切です。アーチェリーの選手に重心動揺計の上で実際の構えの姿勢をとってもらい、噛み合わせの状態をスポーツスプリントのような口腔内装置で変化させると、姿勢にどのような変化が生まれるかを測定しました。スポーツスプリントについては第4章でも触れますが、適切に調整されたものを装着すると上の歯と下の歯の接触面が増えるとともに、正しい噛み合わせが得られるように調整され、噛み合わせの状態が格段によくなり、あごの位置が安定します。

その際、スポーツスプリントの厚さも課題です。前歯部で2㎜、5㎜、10㎜とスポーツスプリントの高さを微妙に変えて試した結果、この被験者による実験では個人差はあるものの前歯部で10㎜高くしたものをつけて構えの姿勢をとると、重心の動揺が減少。それだけ安定した姿勢をとることができるということがわかったのです。アーチェリーの他、こうした構えがある弓道や射撃、ゴルフでも、このような装置を使うことでからだを安定させ、的への的中率を向上させることが可能であると考えられます。

静的バランスと動的バランスの違い

アーチェリーのように、大地にしっかり足をそろえて直立の姿勢を維持することは、スポーツでも日常生活でもからだのバランス能力の基本といえます。この姿勢がとれなければどんな動きもぎこちなくなるでしょう。

こうした平衡《へいこう》機能は、「静的バランス」と呼ばれています。静的バランスは二本の足で立つ人間にとって非常に難しいことです。

ところが、スポーツでは、静的バランスをとっているほうが珍しく、多くは歩く、走る、跳ぶ、腕を振るなど、もっとダイナミックな動きをします。実際、スポーツ選手には、高度なバランス感覚が求められます。野球で内野選手が体勢を崩しながら一塁に見事に送球するシーンや、サッカーでの神業のようなシュートを思い起こしてください。からだは宙に浮かびながら、みごとに全身を制御しているのがわかります。すべてのスポーツは動きながらバランスをとる能力でパフォーマンスが決まってくるといっても過言ではないでしょう。

そして、歩く、物を運ぶ、あるいは洗濯物を干すといったわたしたちの日常動作もスポーツ同様、すべて動きのなかでバランスを保ちながら行っています。こうしたダイナミックなバランス能力は「動的バランス」と呼ばれています。

この2つのバランスの違いを考えていきましょう。

動的バランスを測定してみる

実際のスポーツの動作、あるいは日常の動作を念頭に、上下の歯を合わせているかいないかと動的バランスとの関係を調べてみました。

立った姿勢でバランス能力を測定しますが、開発された測定装置は次のようなものです。被験者が立つところは静的バランスの計測のとき使用したのと同じような測定板です。ただし、不安定な状態を作るため図6のように測定板の下に「半円球」のものがついています。これで前後も左右も不安定となります。測定板が傾くと、その傾斜角度を測定することもできます。目の前にはモニター画面があり、そのなかの四角いスペースにマーカーが入っていれば、前後左右のバランスがとれていることを示します。被験者はマーカーがこの四角いスペースにできるだけ収まるようにコントロールします。

図6にあるように初めは手すり用のフレームにつかまり、安定したと思ったら手を離します。画面に表れる、マーカーの軌跡の長さとその面積の両方を計測してデータとします。

こうした装置で、上下の歯が接していないリラックスした（嚙《か》んでいない）状態と軽く嚙んだ状態でその差を測定した結果が**表3**です。

軽く嚙んであごを安定させた状態のほうが、動揺の大きさを示す数値（重心動揺の軌跡の面積＝全方位角度変動域）が大きく減少、つまりバランスの安定が示されました。

図6●動的バランスの測定法

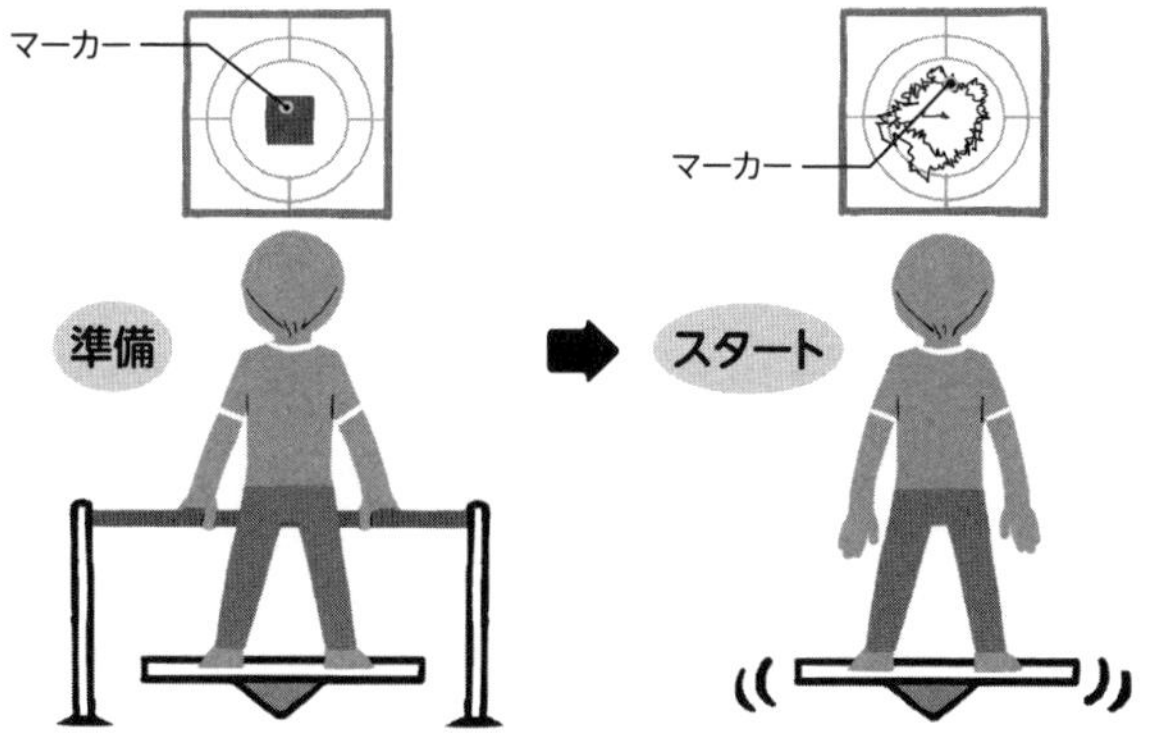

手すりを持ってからだを安定させる。

リラックスした状態と軽く噛んだ状態で測定する。

また「静的バランス」と「動的バランス」の間に関係があるのかどうかについても調べてみましたが、歯が接している、接していないにかかわらず、静的バランス能力が高いと動的バランス能力も高いという相関関係があると示されました（**表4**参照）。

スポーツやわたしたちの日常生活におけるからだの動きは、動的バランスの測定法でみる限り、軽く噛んだ状態のほうが安定につながることがわかります。あごの位

表3 ● 動的バランスの測定

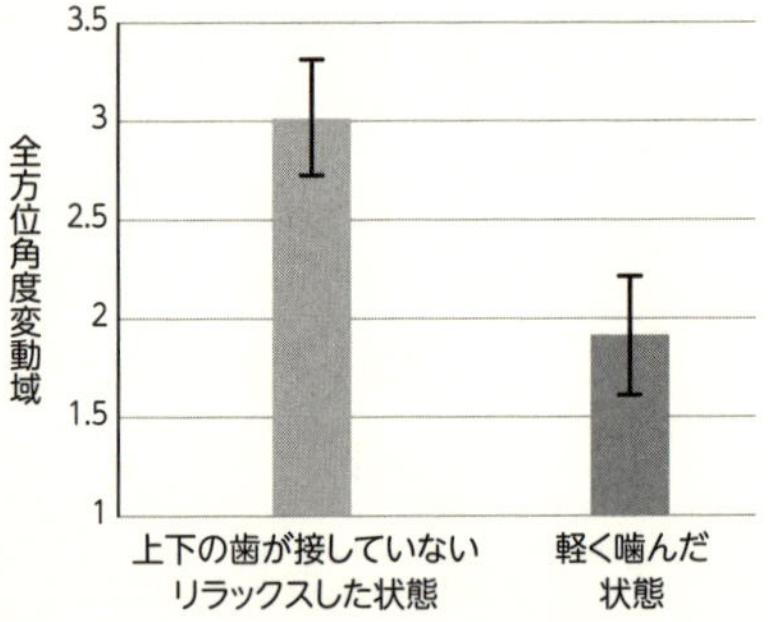

表4 ● 静的バランスと動的バランスの相関関係

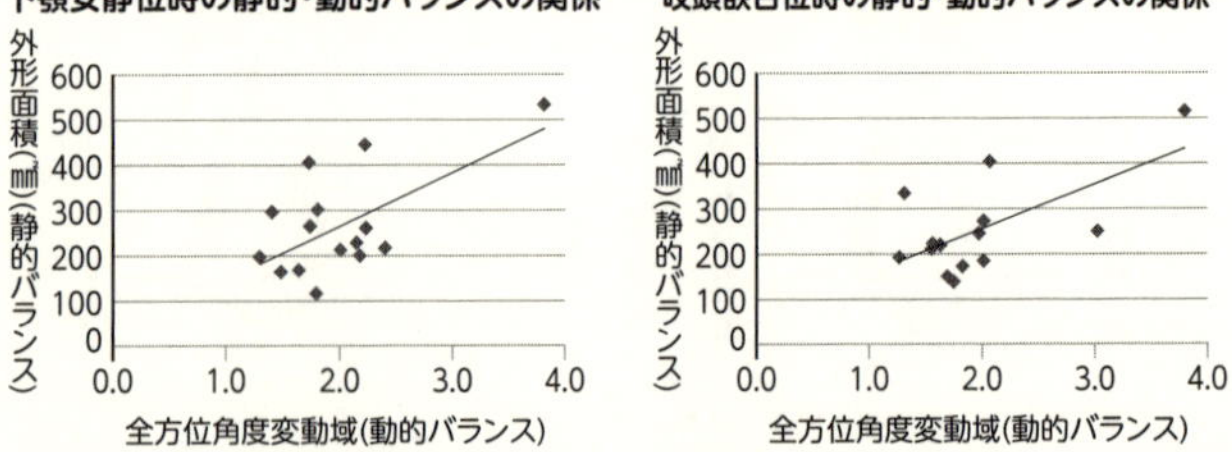

置を安定させることが、全身のバランスに大きく寄与しているといっていいでしょう。

スポーツスプリントで成績が上がったスポーツ選手

わたしが診察したあるプロ野球選手の例です。

この選手は噛《か》み合わせが悪く、噛み合わせると上下の歯が当たる部分が3点か4点しかありませんでした。そのときは2軍生活でしたがスポーツスプリントを入れ、歯が接触する部分を増やすとともに、接触する面積を大きくして、あごの位置を安定させてあげると、からだのバランスが安定し、ボールを打つとき、からだ全体のバランスがとれるということで打率を上げて1軍に上がり、さらに高打率の選手として大活躍しました。

スポーツにおける、噛み合わせと正しい顎位《がくい》の保持が、いかに大切かを納得させてくれる結果でした。

足踏みでわかるあなたの噛み合わせ

簡単な実験でも、噛《か》み合わせとからだの動的バランスとの関係を実感することができます。

まず周りの安全を確かめ、**図7**のように直径1mの円の中心で眼を閉じて、両手を前に上げます。そして歯は軽く噛んだ状態とし、ふとももが水平になるまで上げながら、その場にとどまる意識で足踏みを約50回行います。

終わったら、停止位置を最初の位置と比較して、そのときの状態を確認します。

その結果はあなたの噛み合わせが正しい状態か、あるいはどこかに問題があるのかを教えてくれる目安となります。たとえば、円の中心にいれば噛み合わせは正しく、左に移動していれば左側の噛み合わせに、右に移動していれば右側の噛み合わせに問題があると思われます。45度を超えてからだが回転していたり、また後ろにからだが移行していたりするのは、噛み合わせの問題だけでなく中枢性の疾患なども疑われます。

この足踏みテストで、あなたに問題はなかったとしましょう。では次に、第1章で行ったプールの実験のように、下あごをわざと右にずらしてその状態を維持し、円の中心にできるだけとどまる意識で50歩足踏みをします。

どうでしょう、あなたのからだは右方向に向かっていくはずです。

からだの偏位がどのように生じるのか、また床からの反発力がそれに応じてどう変化していくのかをモーションキャプチャーを利用して分析してみると、からだの偏位が、左右の荷重のバランスを乱し、下あごをずらした方向にからだ全身が振られていくことがわかりました。

また下あごのずれは、脳へ伝達されてストレスと認識されることもわかっているので、そのストレスがバランス機能に

図7 ● 閉眼足踏みでわかる噛み合わせ

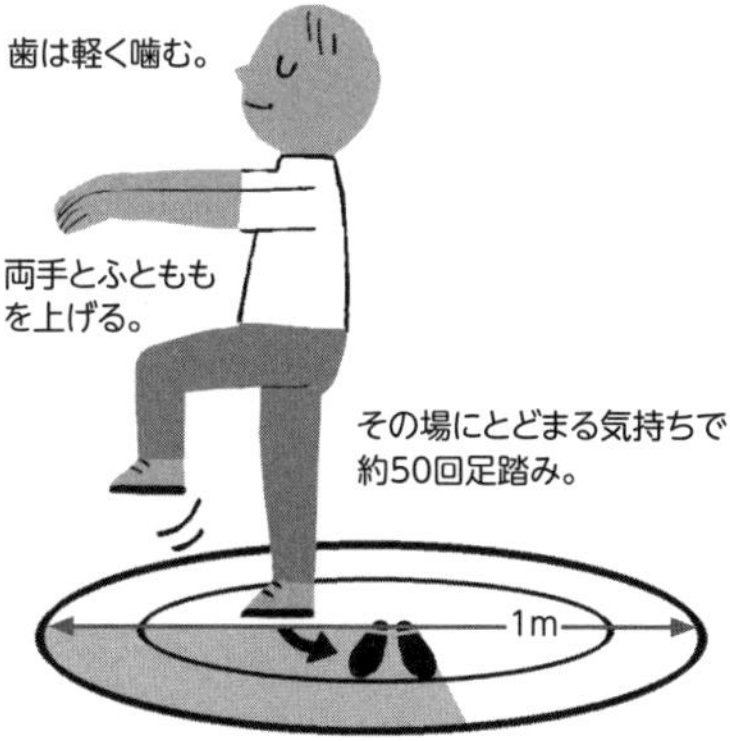
歯は軽く噛む。
両手とふともも
を上げる。
その場にとどまる気持ちで
約50回足踏み。
1m

左右どちらか一方向へ偏りが現れれば、
偏位した側の噛み合わせに問題があると思われる。

フィードバックされていることも十分考えられます。今後の解明が待たれます。

いずれにしてもこの足踏み検査によって、下あごのわずかなずれが動的バランス機能に影響を及ぼすことが明らかになりました。

噛み合わせをよくしたら転倒が減った？

わたしたちの日常生活を考えてみましょう。暮らしのなかでのいろいろな動作に、噛《か》み合わせの影響などはあるのでしょうか。もしあるとすればどの程度関係があるのでしょう。

歯科医師たちは、これまでの治療を通して、たとえば高齢者に入れ歯を装着してあげると、噛む能力が戻っただけでなく、からだのバランス能力が回復して、しっかり歩けるようになったというような症例を体験しています。

女子のマラソン選手が、歯列が悪いため矯正を行い、しっかり噛めるような噛み合わせとあごの位置を確保できるようにしたところフォームがよくなり、ケガも減って故障がなくなったり、猛練習後ひざ痛になることはあっても、疲労骨折は一度もせずに練習を積むことができるようになったという例が報告されています。

このことは、噛み合わせの不具合が、あごの位置にずれを生じさせ、それがからだ全体の姿勢などに影響していることを強く示唆しています。噛み合わせをよくすることで、フォームがよくなったというのはとても興味深い事実です。日常のからだの動きや身体機能に、噛み合わせはどこまで関与しているのでしょうか。

暮らしでの代表的な動作として、歩行と噛むこととの関係を考察した研究例があります。この研究報告は噛み合わせの状態の良しあしが、連続的なからだの動きにどの程度寄与しているのか、「入れ歯の装着」と「高齢者の歩行」という切り口で解明をめざしたものです。視点を変えれば、中高年の運動能力の向上や、社会的な問題である高齢者の転倒予防にも役立つ報告といえるでしょう。

高齢者での研究ですが、これはどの世代にもあてはまるものと考えられます。

噛めると歩幅が広がり動きも迅速になる

この歩行の研究は2000年に東京医科歯科大学大学院の早川巌元教授らによって行われたものです。

入れ歯をつけているときと外しているときで、歩行の安定性に差が現れるかどうかが調べられました。8名の高齢者（平均69・4歳、総入れ歯）の方々の協力で実験は実施されました。

初めに調べられたのは、直立したときのからだの静的バランス＝安定性です。重心動揺計を用いて、60秒間にどれだけ姿勢を保ち続けることができるか実験しています。入れ歯を装着したときと、装着していないときの姿勢の動揺を計測したところ、予想通り、装着していない被験者に揺れが大きく現れました。動揺の軌跡の距離でみると、装着していない場合、動揺を示すその距離には9％ほどの増加がみられました。

この結果は、1990年にわたしが報告した結果と同様でした。10名の総入れ歯を装着している患者について入れ歯装着時の平衡《へいこう》機能及び姿勢に対する影響をみるため、入れ歯装着時と装着していないときにおける重心動揺軌跡を測定したところ、重心動揺振幅、重心移動距離、重心動揺面積のいずれにおいても入れ歯を装着しているときのほうが、より小さな値を示す傾向がみられました。このことから、正しい噛み合わせができない状態は平衡機能の障害となり、姿勢を維持・調整するために必要な場所へ大きな影響を及ぼすと考えられました。

さて、早川元教授らは次に、実際に歩く動作を行ったときのからだの安定性を調べました。歩行の分析は、歩行のリズムと歩行速度の2つの計測値で判定します。この測定のため、被験者の靴のかかとに地面を踏んだら反応する小さなスイッチを取り付け、腰には送信機を装着、歩行コースの脇には歩行速度を測定する機器を配置しました。20mの平らな場所でこの測定は行われました。

実験の結果は、**表5**に示したようにかなりはっきりとしたものでした。

たとえば、歩行速度や歩幅についてみてみると、歩行動作の差異がわかってきました。入れ歯を装着したときのほうが、歩行速度が速くなり、歩幅も有意に広がり、より活発な歩行運動となっています。歩行のリズムにばらつきがある人も、入れ歯を装着すると少なくなることもわかりました。全体として噛み合わせの回復が、歩行動作の安定につながることが明確に示された結果となりました。

歩行は、片足ずつ前に振り出し、体重を移動する動作の繰り返しですが、その途中には片足で全身を支えている瞬間があります。優れたからだのバランス感覚がなくてはこの歩行の動作はできないといえるでしょう。入れ歯によって噛み合わせが回復すると、あごの位置が安定し、その結果として安定した歩行につながったと考えられます。

噛めると生活の活動レベルが上がる

高齢者の場合、歩行速度は生活の活動レベルを反映すると

表5 ● 高齢者の入れ歯と歩行の関係

	入れ歯をつけた場合	入れ歯を外した場合
歩行速度	128.10 ± 8.84 ㎝／秒	121.01 ± 8.30 ㎝／秒
歩幅	125.09 ± 8.33 ㎝	120.11 ± 9.91 ㎝

出典：早川 巌ほか. 咬合と歩行安定性　義歯装着の有無による影響. the Quintessence. vol.19, 971-976, 2000.

いわれています。したがって、歯がなければ入れ歯で適正な噛《か》み合わせを回復させてあげることは、その人の生活の質（QOL）にも影響を及ぼすといえるでしょう。

実際、噛み合わせを整えることはからだの揺らぎを少なくし、バランス感覚を向上させるため、転倒の予防につながるのではとの大きな期待があります。

この点については、また後半で詳しく触れるとし、いずれにしても歯は口のなかの小さな器官ですが、咀嚼《そしゃく》や発声、審美性だけではなく、全身を動かすときのバランス能力や機能の維持に重要な役割を果たしている可能性が示されました。

噛むという行為の重要性を、いまこそ考えるべきだとわたしは思います。

運動能力がよくなる特別の〝メカニズム〟とは？

これまであごの位置が安定し、噛《か》み合わせがよくなることが、からだのバランスにいい効果を及ぼしているという説明をしてきました。では、噛み合わせが神経系や筋肉群、四肢にどのようにして影響を及ぼし、プラスの効果を発揮しているのかをみてみましょう。

からだのバランス（動的バランス）が保たれるような、なにか特別なメカニズムが働いているのでしょうか。これはスポーツのパフォーマンスを考える場合にも、また転倒予防の検討をする場合にも重要なテーマとなります。

これまでさまざまな議論がなされてきていくつかの説がありますが、「運動生理学」という学問からみた考え方をご紹介しましょう。少し難しい話かもしれませんが、これはいま、あなたのからだで起こっていることなのです。

学びながらからだに刷り込まれるプログラム

重い物を持つというような、手や足を使って取り組む動作では、全身の筋肉や神経の機能的な協力が必要です。わたしたちのからだには、経験を繰り返すなかで、連携のメカニズムがプログラムされていると考えられます。

多くの筋肉は単独で活動するのではなく、いくつかの筋肉が協力し合いながら連携プレーで動きます。また、神経の活動も同様に複雑な連動を形成しています。

重い物を持ち上げるようなときは、一般的には誰でも歯を食いしばろうとします。またなにか物にぶつかるような瞬間、あるいは顔に向かってなにかが飛んでくるような場合、とっさに目を閉じるとともに、からだを構えて、歯を噛みしめることがわかっています。顔になにかがぶつかる実験を私もしてみたのですが、まちがいなく歯を食いしばる動作をとります。これは食いしばることで、からだ全体の筋肉を硬直させ、防御の体勢をとっているものと考えられますが、そういうプログラムがからだのなかにあるともいえるのです。

誰かに殴られそうになったときは、思わず歯を食いしばります。こうしたからだのしくみの多くは、生きていくうちにからだが経験から学習し、それが刷り込まれたものと考えられます。現代のこどもたちには、倒れるときに顔から倒れるケースが多いという話をよく聞きますが、これはケガをしないための倒れ方を経験してこなかったため、からだが反応できないせいだと考えられます。とっさのときにはこの動作をとったほうが安全だとか、力を出せる、あるいはからだが倒れないようにするなどの反応は、成長とともに学びながら身体機能としてプログラミングされていくものと考えられます。

噛みしめると脚の力がアップする

重い家具を運ぼうとするとき、あなたはどんな顔をしているでしょうか。思いっきり歯を食いしばって、力を出そうとすることがあるはずです。力を込めるとき、人はなぜ無意識に噛《か》みしめるのでしょうか。実は最近まで、十分な科学的解明はなされていませんでした。わかっていることは、これが全身の筋肉が協調して働くメカニズムのひとつであり、刷り込まれたプログラムであるということでした。

筋肉の活動を測る「筋電図測定」という方法が生まれ、噛みしめる際の筋肉と四肢の筋肉との関係が少しずつわかってきました。

測定が比較的容易なために運動生理学でよく行われる、下腿《かたい》の裏側（ふくらはぎ）にあるヒラメ筋（その形状からこの名がある）を利用した観察では、噛みしめに使う筋肉でもっとも力の強い咬筋《こうきん》（噛みしめたときに頬に固くなって出てくる筋肉）が活動すると、不思議なことに遠く離れたヒラメ筋の活動（興奮）が高まることがわかりました。これは逆に四肢などからだの筋肉をパワーアップさせるために、噛みしめているとも解釈できます。ヒラメ筋だけでなく特定の他の筋肉が影響を受けることも判明しています。

ある筋肉を強く収縮させると、その筋肉とは遠く離れたところに位置していて機能的に直接関係のない筋肉の興奮性が増加する現象ですので、これを「遠隔促通《えんかくそくつう》」と呼んでいます。

さらにもう少し詳しく調べた研究があります。

関節には、関節を曲げようとすると、それに付随する筋肉と拮抗《きっこう》する筋肉が備わっています。たとえば下肢では、ふくらはぎのヒラメ筋に対して前脛骨筋《ぜんけいこっきん》という筋肉が下肢の前側にあり、ひざの曲げ伸ばしのときは拮抗的に働きます。ヒラメ筋が収縮するときは、前脛骨筋は伸びます。ところが、噛《か》みしめたときには拮抗するヒラメ筋も前脛骨筋のどちらも収縮することがわかってきました。

これは関節がどちらにも動きにくい状態、つまり固定された状態が作られるということです。重い物を持ち上げるような動作で、自然と噛みしめてしまうのは、この関節の固定作用があるからだと考えられています。噛みしめたほうが力を発揮できることをからだは学習しているので、こうした行動をとるのでしょう。噛みしめることで、遠く離れた足の筋肉と関節をみごとに制御しているのです。驚くべきからだのメカニズムです。

さらに興味深いことに、この遠隔促通は、逆のストーリーも観察されています。

噛みしめると遠隔促通が起こる

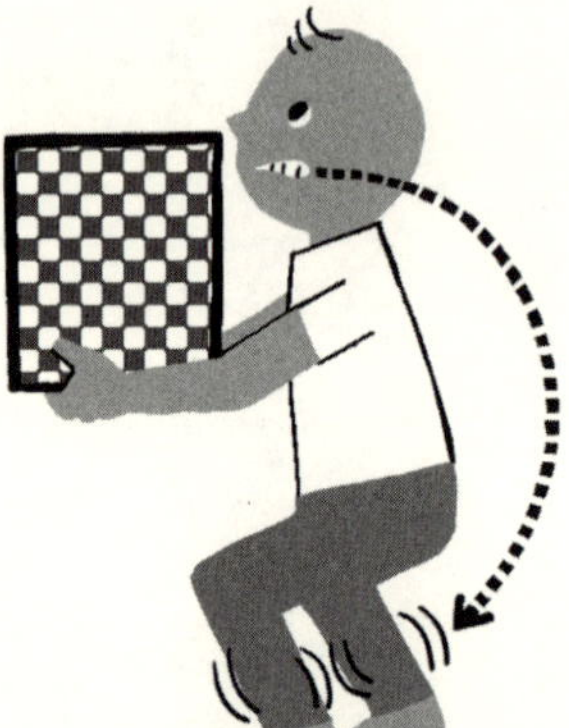

噛みしめると遠く離れた足の筋肉の活動量が増加する。

つまり、たとえばふくらはぎのヒラメ筋と腓腹筋《ひふくきん》が強く収縮すると、今度は遠く離れた咬筋の興奮が高まるのです。双方向に影響を及ぼすことができる連携プレーで、からだはさまざまな事態に柔軟に対応できるようになっているのかもしれません。

筋肉の活動を左右するホフマン反射

噛《か》みしめると、一見関係がなさそうな下肢のヒラメ筋の活動（興奮）が高まるという現象については、多くの研究者が関心をもち、そのメカニズムを明らかにしようとしてきました。

毎年話題になるノーベル賞には、生理学・医学賞という部門があります。生理学とは医学とともに生命科学の基礎を支える一分野で、生体が働くしくみとその論理・法則および意義を明らかにする学問です。この生理学の発展に、ふくらはぎの筋肉、ヒラメ筋の研究は大きな役割を果たしてきました。

現代神経生理学の父と呼ばれる、ポール・A・ホフマンは1910年に、ヒラメ筋で特殊な神経の反射反応をみつけました。神経の反射反応とは、たとえば脚気《かっけ》の検査で、ひざにこつんと刺激を与えると足がびくっとする反応のことです。熱い物を触ったときに手を無意識に引っ込めるとか、危険から素早く身を守るための動作なども神経の反射による動きです。

脳で対応を判断していては間に合わないという場合、脊髄（頸《くび》と肩の中間部分）で危険を知らせる神経の興奮がはね返り（反射）、とっさに対応する指令が筋肉に届きます。こうした神経系の活動を神経反射と呼んでいます。危険情報だけでなく、姿勢のバランス維持など、あらゆるからだの動作には、それぞれその動きを円滑にさせている神経反射が常に伴っているといわれています。

脚気の検査（膝蓋腱《しつがいけん》反射）では、ひざへの刺激は感覚神経から脊髄へ伝わり、脊髄で反射して運動神経に伝わります。足はひざを守ろうとして反応しているわけです。ちなみにビタミンB_1は神経に必要な栄養素で、不足するとこの反射が鈍ってしまいます。脚気の検査はこれを利用したものです。

ホフマン博士が、ヒラメ筋をコントロールしている脛骨《けいこつ》神経に皮膚の上から電気刺激を与えたところ、筋電図には2つの波が記録されました。1つめの波は電気刺激による筋肉の反応でした。2つめの少し遅れて現れた波は、脊髄から戻ってきた反射反応で、筋収縮を引き起こす波形でした。そしてこの2つめの波の大きさ（振幅）は、脊髄にある「運動神経の司令塔」の興奮の度合を示していることも明らかにしました。たとえば、噛みしめが強いと波（振幅）も大きくなるのです（**図8**参照）。この波を、発見者の名を冠して「ホフマン反射（H反射）」と呼んでいます。

ホフマン反射は、電気刺激を受けたことがきっかけで発生する脊髄反射で、ここではヒラメ筋収縮の興奮を示しています（**図9**参照）。他のからだを動かす筋肉でも同様の反射がみつかっていますが、それらもホフマン反射と呼ばれています。ホフマン反射の波の大きさは運動神経系の活動状態を反映しているので、波が

図8●ヒラメ筋の筋電図でわかるホフマン反射

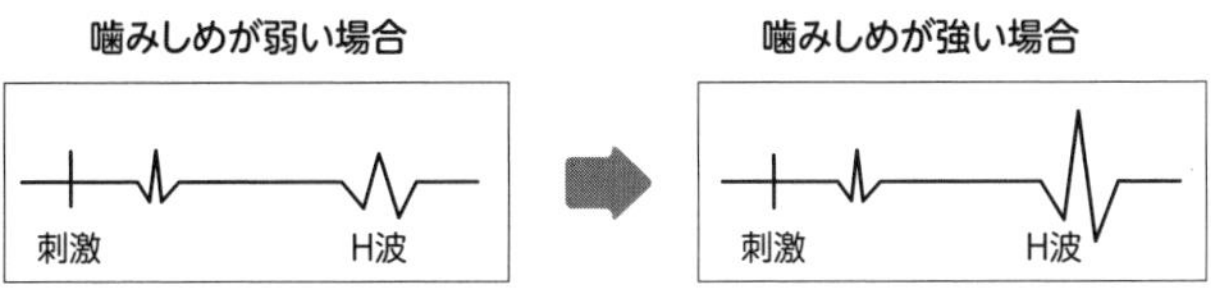

大きいということは、大きな筋力が発揮できたり、素早い反応ができたりすることを意味しています。ホフマン反射は運動能力を評価するひとつの指標といえるでしょう。

噛みしめると筋肉の活動性は高くなる

生理学で解明が進んだこのホフマン反射を用いて、噛《か》むことがからだの筋肉にどんな影響を及ぼしているのかを調べたものに東京医科歯科大学（当時）の宮原隆雄先生の研究があります。

被験者にひじ掛けとヘッドレストが付い

図9●ホフマン反射は脊髄反射

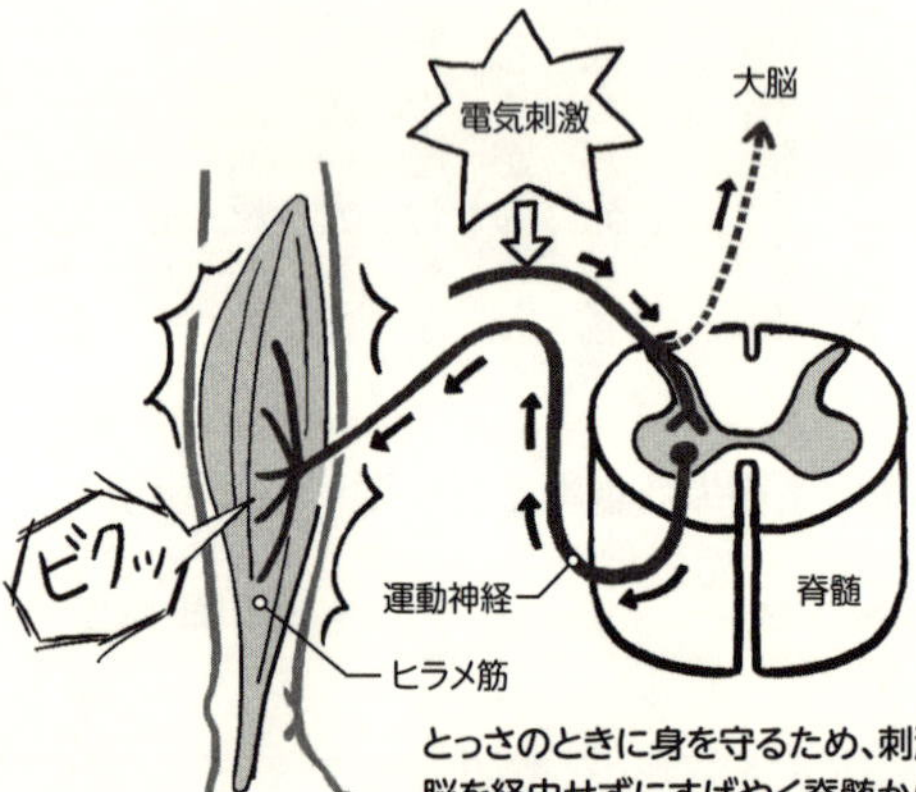

とっさのときに身を守るため、刺激が伝わると
脳を経由せずにすばやく脊髄から
筋肉に指令が伝わる。

たリクライニングシートに座ってもらい、ヒラメ筋に緊張が生まれない位置でひざ関節や足の関節を固定します。

初めに歯は噛みしめていない状態でホフマン反射を調べました。次に被験者に最大の力で噛みしめてもらい同様に反射を調べました。噛みしめていないときと噛みしめたときの2つの条件で、ホフマン反射の筋電図を測定したところ、噛みしめたときにはホフマン反射が著しく高くなり、筋肉の活動が高くなることがわかりました。

7人の被験者で調べたところ、どの人も筋電図の波の振幅は、同様に増大したのです。さらに、噛みしめの強度（咬筋《こうきん》の活動量）とこの振幅の変化は比例することもわかりました。強く噛めばそれだけ、ホフマン反射の波の振幅が大きくなったのです。これは、噛みしめれば噛みしめるほど、ヒラメ筋の活動や反応性がどんどん高まるということを示しています。

噛みしめると、脊髄反射の刺激が伝わりやすい状態となり、下肢の筋肉（ヒラメ筋など）がより迅速に反応し、また筋力もより増強されていくと考えられます。

噛みしめにより運動能力が向上するというしくみが、少しずつ明らかになってきたのです。

この研究はヒラメ筋を用いて、下肢への刺激を調べたものですが、噛みしめの効果は脚の筋肉だけではなく、腕の筋肉や体幹の筋肉などにも影響を与え、その活動性を高めていると考えられています。これからの解明が期待されます。

噛むこと、噛みしめることは、からだのバランス機能を向上させたり、筋肉の活動性を高めたりする働きがあり、それが全身の運動能力を高める結果につながっていると考えられます。重い物を持ち上げるとき、なぜ歯を噛みしめるのかという問いかけへのひとつの回答といえるでしょう。

コラム

火事場の馬鹿力とはどんな力?

日常的にわたしたちが自分で一所懸命に力を出そうとする随意的な運動に

よる最大筋力は、心理的限界範囲のなかにあります。しかし、その筋肉に電気刺激を加えると、さらに30％も大きな生理的限界範囲での筋力が発揮できるといわれます。

このように、筋力にはなんらかの原因で自分で思っている以上に大きな筋力を発揮できるメカニズムがあります。火事場の馬鹿力といわれるものです。日常的には心理的限界範囲での筋力しか出せないような抑制が中枢神経にかかっているのですが、その心理的限界範囲を超えて中枢神経の抑制がとかれた場合、生理的限界範囲での筋力が発揮されるのです。大脳での興奮がより高まると、多くの情報（インパルス）が骨格筋に伝達されます。スポーツなどで常に生理的限界範囲に近い持続的な強い嚙《か》みしめがみられる場合、歯がすり減ったり（咬耗《こうもう》）、歯が折れたり、歯周組織が破壊されるなど多くの弊害を口腔《こうくう》に与えるものと思われます。

しかし、歯根膜《しこんまく》には歯根膜感覚受容器というセンサーがあり、歯に心理的限界範囲を超えるような強い力がかかるとセンサーが反応して中脳に信号が送られます。もし異常な力が歯にかかるとその信号が中脳に送られ、中脳から咬筋《こうきん》に力を弱めるよう指令が出されるといわれます。このように歯を異常な力から守ったりするのが歯根膜咬筋反射というものです。

しかし、たとえ脳からセーブするようリセットがかかっていたとしても、意識すればそのリセットを外し、生理的限界範囲より強く噛むことができるとされます。そのため、トップアスリートのなかには噛みすぎることによりひどい咬耗がある人もみられます。

第3章

咀嚼は筋肉の活動を高め
唾液が集中力を養う

第3章のポイント

犬歯《けんし》がすり減ると
からだに不調が出てくることもある

唾液に含まれる物質NGFは集中力を高める
可能性がある。しっかり咀嚼《そしゃく》を！

ガムを噛《か》んでいると、噛まない場合より
筋力がアップする可能性がある

咀嚼してこそ食べ物を味わう喜びが得られる

食べ物のおいしさを感じて味わうことは、誰にとっても生きる喜びのひとつですが、これも歯がその役割をしっかり果たしているからこそ得られるものです。

噛《か》み砕いた後から飲み込むまでの過程を咀嚼《そしゃく》といいます。ここまで考えてきた噛み合わせとは、上下の歯が噛み合わさることですが、咀嚼は口を開けたり閉じたりする動きを伴っています。

咀嚼とは、口に運んだ食べ物を噛み砕き、唾液と混ぜ合わせて軟らかい飲み込みやすい形（食塊《しょっかい》）にして、飲み込む（嚥下《えんげ》）準備をする一連の動作です。少し詳しくいえば、まず前歯で切り取られた食べ物は歯や舌で押し潰され、奥歯ですり潰され、食塊となって徐々に舌の中央に集められ、咽頭《いんとう》へ運ばれます。そして反射的に飲み込みが起こり、食塊は食道へと運ばれます。口のなかは消化管の始まりともいえるのです。また、咀嚼は単に食べ物を飲み込みやすく、消化しやすくしているだけでなく、旨み成分が唾液に溶け込むなど、味わいにもかかわる働きをしています。

咀嚼は、呼吸などと同じように意識しなくても自動的に行われる活動ですが、意識して速めたり、ゆっくりしたりすることもできる随意的身体活動でもあります。

この咀嚼という営みのなかにも実は、全身の機能に効果を及ぼすしくみがあることが徐々に明らかになってきました。

上下、左右に動く下あご

噛《か》み合わせの良しあしの検討には、上下の歯が噛み合わさった状態だけでなく、あごの関節を蝶番《ちょうつがい》のようにして動かす一連の動きも合わせて検討しなくてはなりません。

上あごに対して下あごがあごの関節といっしょにバランスよく動き、口を開けたり閉じたりするときの動きがいつも同じようにできて初めて、噛み合わせは正常であるという判断をします。物を食べる際には、噛んで、唾液が流れて、食べ物が混じったときに同じ位置で噛めるという動きが大切です。

口の動きを前からみると、上あごに対して下あごは左右に楕円《だえん》を描くような運動をしながら上下しています。これは、あごの関節がドアの蝶番のように動いているといえます。さらに横からみると、下あごは前に移動する回転運動も行っています。

噛み合わせが悪い人の場合、スタート地点がもともと狂っているため、そこから歯が動き出すと、スムーズな動きができません。

あごの左右の動きを誘導するのは〝犬歯〟

こうした噛《か》み合わせのポイントになるのが犬歯《けんし》であることが、研究によりわかってきました。

犬歯は、真ん中から数えて左右それぞれ3番目に位置する歯で、上下に1本ずつ計4本あります（**図10**参照）。糸切り歯ともいわれます。肉食動物の牙と同じようなもので、みえている部分より根が太くて長い歯で、しっかりしています。

20世紀の後半になっても、ヒトのこの犬歯の本当の役割についてはわからない部分がありました。

咀嚼《そしゃく》運動を正面からみると下あごが楕円を描くような動きをすることは述べましたが、その際下あごの横へのずれを巧みに誘導し、小臼歯《きゅうし》、大臼歯がうまく食べ物をすり潰すことができるよう働いているのがヒトの犬歯だったことが研究により明らかになりました。咀嚼するときに犬歯があごの

図10● 歯の構成

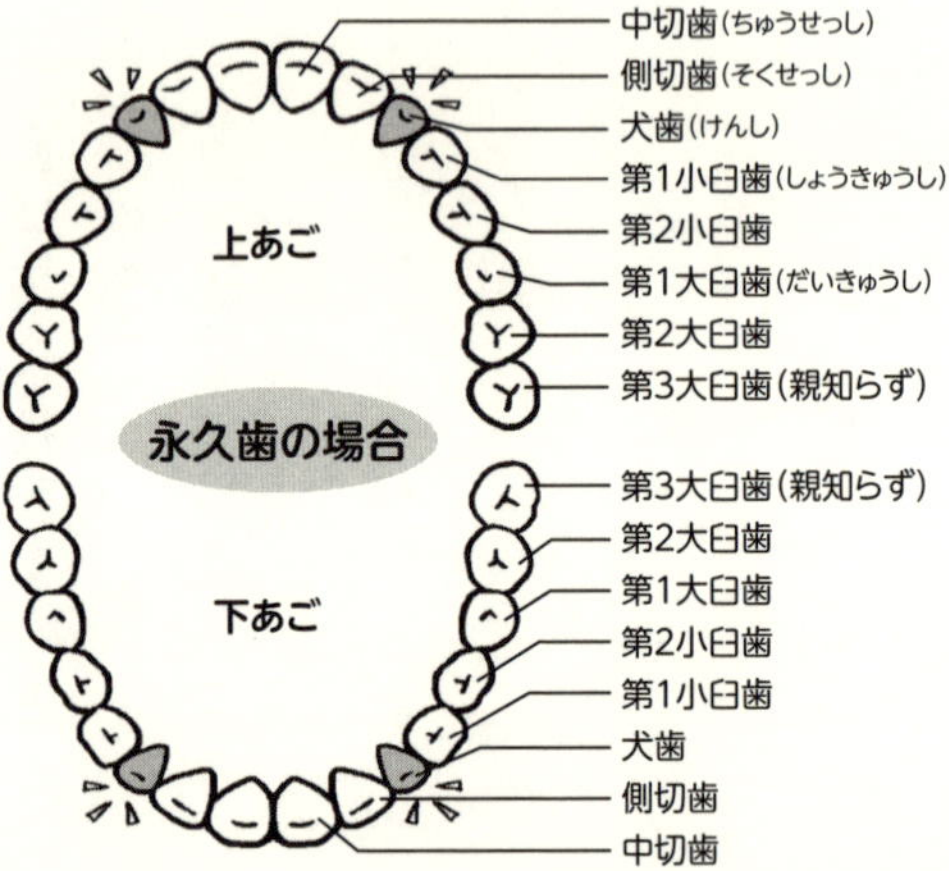

動きをガイドしている役目が明確になってきたのです（**図11**参照）。

不自然な咀嚼運動ではからだに異変が

ところが、年齢を重ねることで起こってくる問題があります。

犬歯《けんし》は下あごを誘導する重要な役目を担っているため、そこにはいつも大きな力がかかります。そのため、本来、犬歯はとても丈夫な歯ですが、長い間使っているうちに少しずつすり減ってしまいます（咬耗《こうもう》という）。そうすると自然と左右の動きのなかで、本来接触してはいけない上下の臼歯《きゅうし》部で接触する部分が出てきてしまいます。こうした咀嚼《そしゃく》運動や噛み合わせが本来の自然な姿を失うことで、からだの不調を訴える人が出てきます。

図11●ヒトの犬歯は咀嚼のガイド

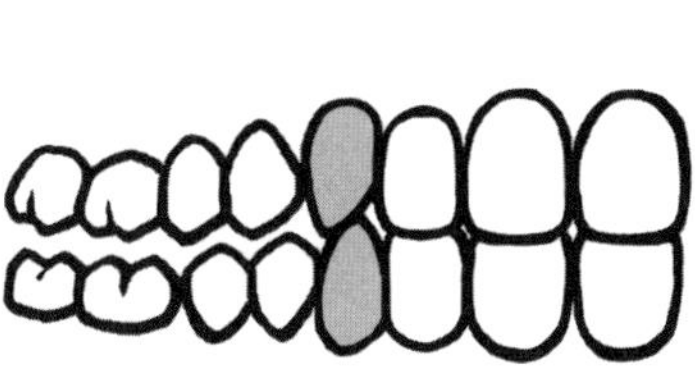

下あごを右にずらすと、犬歯に誘導されて上の図のようになる。犬歯はあごの動きをガイドして、臼歯が食べ物をすり潰しやすくしている。

たとえば首がこるとか、朝起きたら首周りが張っているといった症状です。そういう場合に、犬歯のすり減ったところに樹脂をのせ、本来の誘導の役目を回復させてあげると、不自然に接触していた箇所が消え、首のこりや張りがなくなってしまうということが起こります。頭痛、肩こりや耳鳴りといった不定愁訴《ふていしゅうそ》と呼ばれる症状は、他にも多くの原因が考えられますが、咀嚼の動作が引き起こしているときもあるのです。

咀嚼をするときには、咀嚼筋（26ページ参照）だけではなく、首すじ、胸、背中にある、からだの12種類もの筋肉を動かしているといわれていますが、噛み合わせに異常があると、咀嚼筋の左右の調和がとれなくなり、抗重力筋の働き（27ページ参照）で述べたように、頭が傾いてしまい、頸《くび》や肩も一方にゆがんでしまいます。やがてからだの中心軸にも偏りが生じ、全体の姿勢が悪くなっていくことが十分考えられます。

からだ全体でみると局所の活動であるとこれまで考えられていた噛み合わせと咀嚼運動ですが、いまでは全身に対してさまざまな影響を及ぼす可能性がある重要な身体運動のひとつであるという認識に変わってきたのです。

あごの動きと正しい噛み合わせをチェック

噛《か》み合わせが正しくできているかどうか、気になる人は自分で確認してみましょう。

鏡の前で、まっすぐ立つか椅子に座って背すじを伸ばしてください。できるだけ大きく口を開けたら、次にゆっくりと口を閉じていきます。このとき下あごが戻る動きと軌跡を観察します。正面からみると、下あごが楕円《だえん》形の軌跡をとりながら、もとの位置へと戻るのが正しい動きです。下あごがスムーズに動き、正しく閉じることができれば正常と考えられます。もしこれがスムーズな動きではなく、たとえば口を大きく開けようとすると、カクッとあごの骨が引っ掛かったりするような場合は顎関節《がくかんせつ》に問題があるかもしれません。

また、口を閉じるときに、下あごを少し横にずらしながら戻すような動き、すなわちS字を描くような動きになってしまう人は、正しい噛み合わせが確保できていないと考えられます。

上下の歯が合った後は、歯はそれ以上滑ることがあってはなりません。もしもそこから若干でも滑る感じがあれば、噛み合わせは正しく調整されていないということになります。

次に歯を噛み合わせたまま、下あごを横にずらしてみてください。ずらしていくときに犬歯《けんし》が動きのガイドをするのがわかるはずです。この犬歯が当たっているところ以外の歯はすべて離れているのが理想です。もし、いずれかの歯が他の歯に当たっている場合は、前にもお話ししましたが、そこで不自然な噛み合わせが起きてしまっていると考えられます。

逆方向にもずらしてみてください。さらに下あごを前のほう、つまり下の前歯の切端部分が上の前歯の切端部分を超えるように動かしましょう。この3方向で行ってみて、どれも臼歯《きゅうし》などが接触していなければ問題はありません。どこか接触しているところがあれば、噛み合わせが悪く、もしかしたら寝ているときに食いしばりや歯ぎしりをしているかもしれません。顎関節症の患者さんでは、不自然なところで歯が接触している症例が多くみうけられます。

多くの組織・器官がシステムとして働く〝咀嚼の営み〟

咀嚼《そしゃく》運動にはさらに壮大な働きがあります。

食べることは命の営みとして最も重要な活動のひとつですが、その安全性を支える役割も担っているのです。口のなかは食べた物が安全かどうか瞬時に見分けるなど、高度な感覚器官としても進化してきました。わたしたちは口のなかに髪の毛一本、砂粒のような物ひとつでも入っていると敏感に察知し、舌でそれを出そうとします。

なぜそんなことができるのかといえば、咀嚼するとき、歯や顎骨《がくこつ》、顎関節《がくかんせつ》だけでなく、唇、頬、舌、硬口蓋《こうこうがい》、軟《なん》口蓋などの感覚器、またそれらに関連するさまざまな筋肉・神経、唾液腺などがいっしょに活動するためです。それは機能が異なる多くの組織や器官による複雑な連携プレーとでもいうべきものです。

また食べ物が口に入ったとき、歯根膜《しこんまく》（159ページ参照）や舌、粘膜などの感覚器による情報は、脳（中枢神経系）に入り、味や硬さ、温度などを感じたりしますが、それに対して脳から反応する指令が出て口腔《こうくう》内の感覚器が活動し、危険な物や不要な物を排除しようとします。

図12のように口のなかは感覚器、中枢神経系（脳）、咀嚼筋群などがいっしょになって複雑な咀嚼システムを形成しているのです。

これだけ複雑な運動ですので、咀嚼の能力を総合的に評価する単一の方法は残念ながらいまのところみられません。

図12●複雑なシステムで成り立つ咀嚼運動

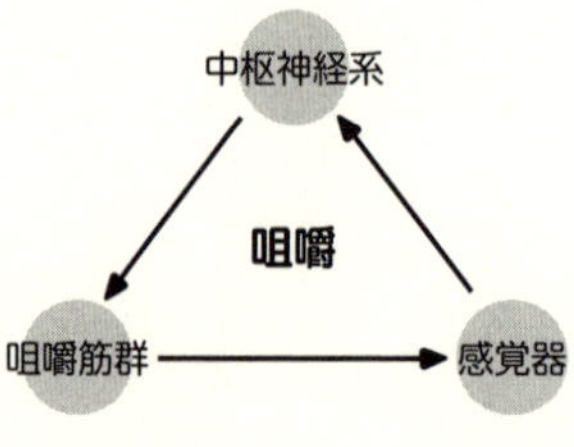

咀嚼は3つの機能系がシステム化されたもの。

こどもたちの咀嚼システムに問題が起きている

ここで知っておいていただきたいことは、このシステムが呼吸運動のように自然に形成されるものではなく、生まれた後の学習によって後天的に獲得されるということです。咀嚼《そしゃく》システムの発達には、生育過程において関節や筋肉、骨といったからだの構造物の発達が必要ですが、それだけでは不十分で、どんな食べ物をとるか、食べ物の内容なども重要な要素なのです。

咀嚼システムの形成を動物実験で観察した報告があります。

マウスを使った実験では、粉末飼料のみで飼育されたグループは、固形飼料を与えて飼育されたグループに比べて、閉口筋（咀嚼筋）や感覚器の発達不順がみられたといいます。この現象は中枢神経系（脳）の未発育にも関係するだろうとの指摘があります。人間の場合も、幼児期から学童期へと咀嚼システムが発達していくときには、虫歯を防ぎ、食べ物の質にも配慮しなくてはならないことが想像できます。近年、幼児の乳臼歯《にゅうきゅうし》の噛《か》む力（咬合力《こうごう》）が低下傾向にあるという報告や、からだの発育に対して咀嚼システムの発育にずれがあるという指摘などは、どれも咀嚼システムを巡る問題として大変気になるところです。

咀嚼筋は体重ほどの力を生む

第2章で、噛《か》み合わせをしっかり調整するとバランス能力が向上し、筋力もアップすることを紹介しました。ここからは咀嚼《そしゃく》運動が人の運動機能になにか影響を及ぼしているのか、もし及ぼしているとしたらどういう影響なのかを考えてみたいと思います。

咀嚼機能に関わる筋肉は、26ページで紹介した咀嚼筋以外に、開口筋である顎《がく》二《に》腹筋《ふくきん》、オトガイ舌骨筋《ぜっこつきん》、顎舌骨筋などを含めた「咀嚼筋」と、舌を動かす「舌《ぜっ》筋《きん》」など多くの筋肉群で構成されています。側頭筋《そくとうきん》は噛んだときに耳の上で固くなり、動いていることがわかります。また、咬筋《こうきん》は頬にあり、咀嚼すると固くなるので触ると感じることができます。

郵 便 は が き

お手数ですが、
切手を
おはりください。

151-0051

東京都渋谷区千駄ヶ谷 4 -9 -7

(株) 幻 冬 舎

「かむかむウオーキング」係行

ご住所 〒□□□-□□□□ Tel. (- -) Fax. (- -)		
お名前	ご職業	男
	生年月日 年 月 日	女
eメールアドレス：		
購読している新聞	購読している雑誌	お好きな作家

◎本書をお買い上げいただき、誠にありがとうございました。
質問にお答えいただけたら幸いです。

◆「かむかむウオーキング」をお求めになった動機は？
① 書店で見て ② 新聞で見て ③ 雑誌で見て
④ 案内書を見て ⑤ 知人にすすめられて
⑥ プレゼントされて ⑦ その他（ ）

◆著者へのメッセージ、または本書のご感想をお書きください。

今後、弊社のご案内をお送りしてもよろしいですか。

（ はい・いいえ ）

ご記入いただきました個人情報については、許可なく他の目的で使用することはありません。

ご協力ありがとうございました。

20代の成人男性の右側前歯、犬歯、奥歯のそれぞれの咬合力《こうごう》は15・66kg、27・74kg、66・90kgという研究結果があります。歯を食いしばると、人の体重ほどの力が奥歯に加わるのです。こうした力を生んでいるのが咀嚼筋です。

咀嚼には〝全身アイドリング効果〟がある

多くの筋肉で構成される咀嚼《そしゃく》筋群が活発に動くときには、脳の特定の部位に興奮が起きます。

大阪大学歯学部口腔《こうくう》生理学の河村洋二郎元教授らは、実験で強く噛《か》みしめることにより咀嚼筋が強く収縮すると、脳の大脳皮質の咀嚼運動領が激しく興奮することを確かめました。興奮が激しいときには、大脳皮質の周囲にその興奮が拡大し、すぐ下にある骨格筋を支配する延髄網様体の神経細胞へと伝わり、やがてその刺激は全身の骨格筋の緊張をじわじわと高める効果となって現れる可能性があると報告しています。

たとえていえば、インクを紙の上に落とすとじわっと紙の上に広がっていくように、興奮が強い箇所から周囲に広がっていくのです。その広がっていく先には延髄網様体という自律神経の中枢、とりわけ呼吸中枢や血圧中枢、運動中枢、そして運動機能を調整する場所があり、そこへにじみがどんどん伝わっていき、最終的には骨格筋の活動が高まってくるというわけです（**図13**参照）。

この働きは強く噛みしめていくと、徐々に起こり始めます。

咀嚼運動領は、噛みしめだけでなくリズミカルな咀嚼運動でも興奮が高まる部分で

図13●咀嚼筋の収縮が骨格筋の緊張を高める

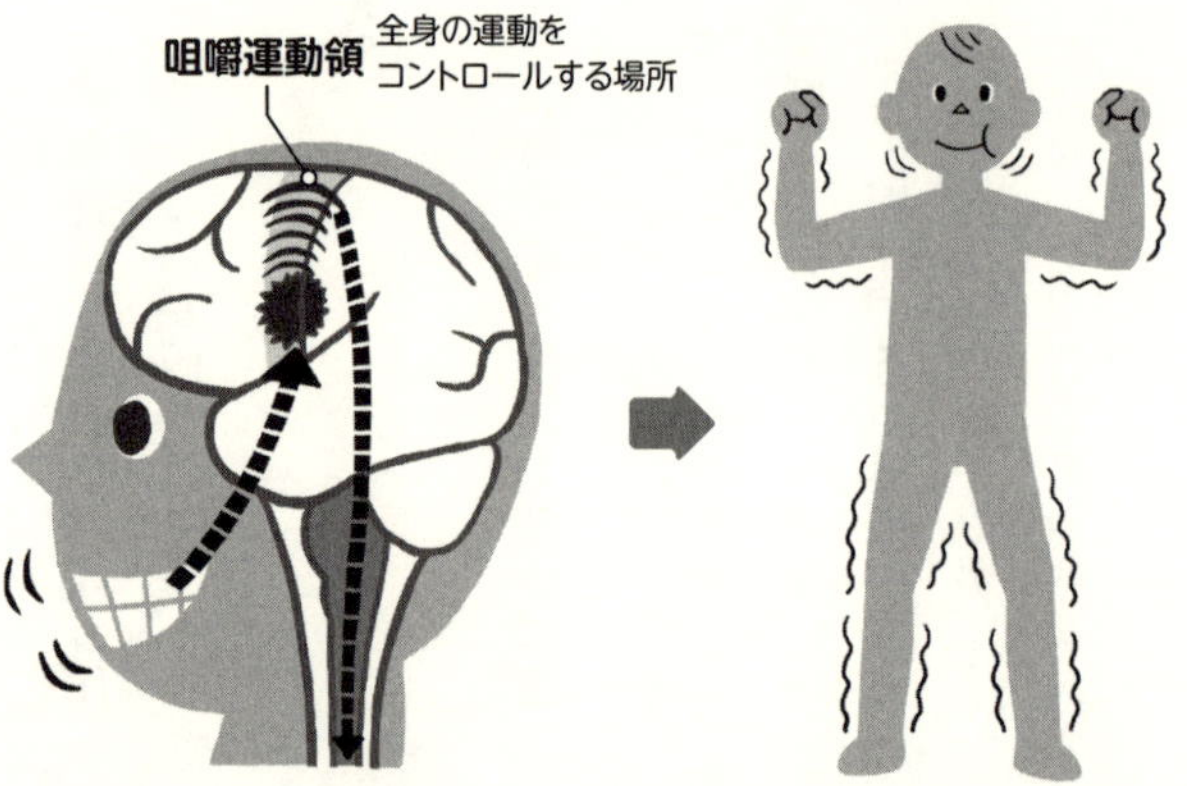

咀嚼による脳の興奮は運動領全体に伝わり、全身の骨格筋の緊張が高まる。

すから、ガムを利用して咀嚼運動をある程度の時間続けるだけでも、同様の伝搬効果を発揮すると推量されます。実際、ガムを使って咀嚼の効果を調べてみましたが、その結果はこの考え方を裏付けるものとなりました。

これは、咀嚼によって知らず知らずのうちにからだ全体の筋肉をすぐに動けるようウォーミングアップの状態に導いていることを示していますから、筋肉からするとまるで〝アイドリング効果〟のようなものです。

動物の進化の歴史から考えると、咀嚼筋とその運動は脳頭蓋の発達を促したといわれています。また二足歩行を可能にするために、重力に抗する咀嚼筋と全身の骨格筋はより強い連携や連動をもつようになりました。興奮の伝搬効果はからだの一部である咀嚼筋の活動がいまも全身の筋肉と深く結ばれていることを示すひとつの例といえるでしょう。

しっかり噛むこと、咀嚼することは単に食べるための働きだけでなく、からだを支え、活動するという全身機能へも大きな影響を及ぼしている営みだったのです。

唾液にも全身への効果があった

ここで、咀嚼《そしゃく》によって生まれる唾液の役割について考えてみましょう。

唾液は、口腔《こうくう》内にある唾液腺から1日におよそ1～1・5ℓも分泌されます。食べ物を咀嚼していないときにも少しずつ唾液は分泌されていますが（安静時唾液）、咀嚼が行われているときの唾液（反射唾液）は安静時唾液の3～4倍にも増えます。

唾液には歯や粘膜に付着した食べかすを洗い流す働きがあります。唾液の成分はその99％が水分ですが、咀嚼しているときの唾液（反射唾液）には、有効な成分が大量に含まれていることがわかっています。

咀嚼しているときの唾液に含まれる成分を詳しく調べると驚くほど多種多様な生理活性物質が含まれていることがわかってきました（**表6**参照）。

唾液の成分をその働きでみてみると、およそ4つに分類できます。

①でんぷん質の消化作用

表6 ● 唾液の主な成分とその働き

分類	名称	働き
外分泌	ムチン	食物を嚥下しやすくする。
	アミラーゼ	でんぷん質を分解する。
	リゾチーム	細菌に抵抗する。
	ラクトペルオキシダーゼ	細菌に抵抗する。発ガン物質を減弱させる。
	ガスチン	味覚の働きを敏感にする。 （亜鉛と結合して作用する。）
	スタテチン	歯を強化させる。 （カルシウムと結合して作用する。）
	ラクトフェリン	細菌の発育を抑制する。 （鉄と結合して作用する。）
	アルブミン	口の中をなめらかにし、乾燥を防ぐ。
	IgA（免疫抗体）	細菌に抵抗する。
内分泌	EGF（表皮成長因子）	皮膚、歯、口腔粘膜、胃腸、血管などの細胞の増殖を促進。
	NGF（神経成長因子）	神経成長　神経節や神経線維の成長促進。

出典：ロッテ中央研究所

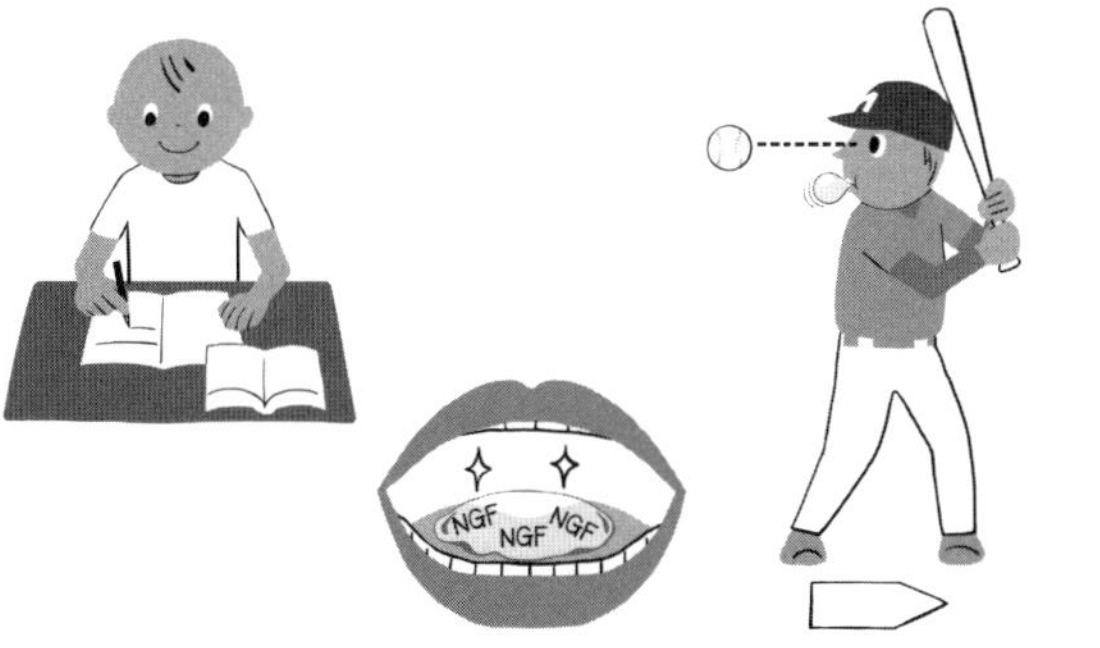

唾液に含まれる成分であるNGF（神経成長因子）は集中力を高める可能性がある。

②細菌やウイルスを退治する抗菌作用
③のどや食道の粘膜を保護する作用
④成長因子の分泌
消化作用としてもっともよく知られているのは、でんぷん質を分解する酵素「アミラーゼ」です。

抗菌作用の成分としては、「リゾチーム」「ラクトフェリン」がよく知られています。

粘膜保護作用があるのは多糖類「ムチン」で、食塊《しょっかい》を形成しやすくまた飲み込みやすくする役目もあります。

4つめの成長因子とは、細胞の増殖や成熟を促進するたんぱく質の総称で、唾液からは2つの物質がみつかっています。ひとつは粘膜、血管などの細胞（上皮細胞）の増殖を促すEGF（表皮成長因子）で、皮膚や胃の粘膜が傷ついたとき、それを修復するように働きます。もうひとつはNGF（神経成長因子）と呼ばれる神経細胞の成熟を促す物質です。

この他、唾液には、歯のエナメル質を保護して再石灰化を促す「スタテチン」など、歯を強化する成分も含まれており、からだのなかで数多くの重要な役割を担っています。

唾液に含まれる神経成長因子NGF

ＥＧＦとＮＧＦという2つの成長因子は、アメリカの生化学者スタンリー・コーエンが、マウスの成長ホルモンの研究過程で偶然発見したものです。

マウスから唾液腺を摘出して成長を観察すると、そのマウスには歯が生えてこなくなったり、毛のツヤもなくなったり、まぶたが開かないなどの成長不順や神経系の障害が現れました。そこで、唾液には成長に関与する特別な成分が含まれているのではないかと考え、ついに唾液のなかからＥＧＦ、ＮＧＦという皮膚と神経の成長を促進する特別なたんぱく質の存在をつきとめたのです。この業績でコーエンは１９８６年にノーベル生理学・医学賞を受賞しています。

このＮＧＦには特に注目すべき点があると考えられています。

ＮＧＦは当初、脳の大脳皮質からみつかった物質です。神経の樹状細胞の成長を促す作用があり、神経細胞の成熟を促進したり、大脳の働きの活性化に作用するといわれています。つまり学習能力や集中力を高めることに作用していると考えられているのです。さらにはアルツハイマー病の治療に使用できないかという期待さえあります。

わたしは、このＮＧＦがからだを動かすスポーツや日常活動で、集中力を養っている可能性が高いと考えています。たとえば、ガムを噛んで唾液をたっぷり分泌させると、ＮＧＦによる効果で集中力が高まる可能性は大いにあると考えているのです。

ガムにはリラックス効果と集中力を高める効果がある

これまでも、随所で触れていますが、わたしたちが咀嚼《そしゃく》をするのは食事をするときだけに限りません。ガムを噛むときにも咀嚼は行われ、食事をするときと同様の効果が現れます。一般的にはガムは嗜好品《しこうひん》として気分をリラックスさせたり、眠気をとったりすることができると思われていますが、ガムには集中力を高めるという効果も観察されています。第2次世界大戦のとき、アメリカ空軍のパイロットたちが、眠気の防止と緊張感を緩和させるためにガムを使用した結果、集中力も増したという話が伝わっています。リラックスと集中の2つの効果です。いまでもアメリカ軍の戦時における食事には、クラッカーやコーヒーなどとともに必ずガムが入っているといいます。

いまでは、歯学などの研究が進み、ガム咀嚼には他にももっと多くの健康効果があることが明らかになってきました。

ガムの起源は樹液だった

チューインガムはメキシコ南部ユカタン半島に紀元3世紀頃栄えたマヤ文明に

そのルーツがあるといわれています。

当時の人々は、サポディラという巨木から樹液を採取し、煮込み、固めてチクルと呼ばれるものにし、それを噛《か》む習慣をもっていました。口のなかをすっきりさせたり、のどの渇きをいやしたりしていたのではないかと考えられています。

この天然チクルがアメリカに伝わり、19世紀後半にチューインガムが誕生しました。ガムは噛み心地を味わうもので、一般的な咀嚼《そしゃく》のように食材を噛み切ったりすることはなく、飲み込まないという点でも、特殊な咀嚼といえます。そのため、食べ物の咀嚼と区別するため「ガム咀嚼」と呼ぶこともあります。

ガムを噛むことには、マヤの人々が感じていたように、唾液を分泌させたり、気分をリフレッシュさせたり、眠気を覚ましたり、口のなかをきれいにしたりなど、数多くのプラスの効果があります。

ガムを噛むことで唾液の量は3倍から4倍も増えるという報告もあります。

なによりも注目したいのは、ガム咀嚼が噛む力を強化することができるという点です。噛みごたえのある食品が減り、現代人の日常の咀嚼回数が減っているとの指摘があるなか、ガムを噛むことで咀嚼力を強化し、咀嚼筋の維持・向上やからだへの刺激が保たれるのは好ましいことと考えられます。

ガム咀嚼は噛みしめと同じように筋肉の反応性を高める

ガム咀嚼《そしゃく》がからだ全体にどういう影響を及ぼすのか、これまでいくつもの実験が試みられています。東京医科歯科大学の中村嘉男元教授らは、筋電図による神経反射（ヒラメ筋と前脛骨筋《ぜんけいこつきん》のホフマン反射・65ページ参照）を測定する手法で、

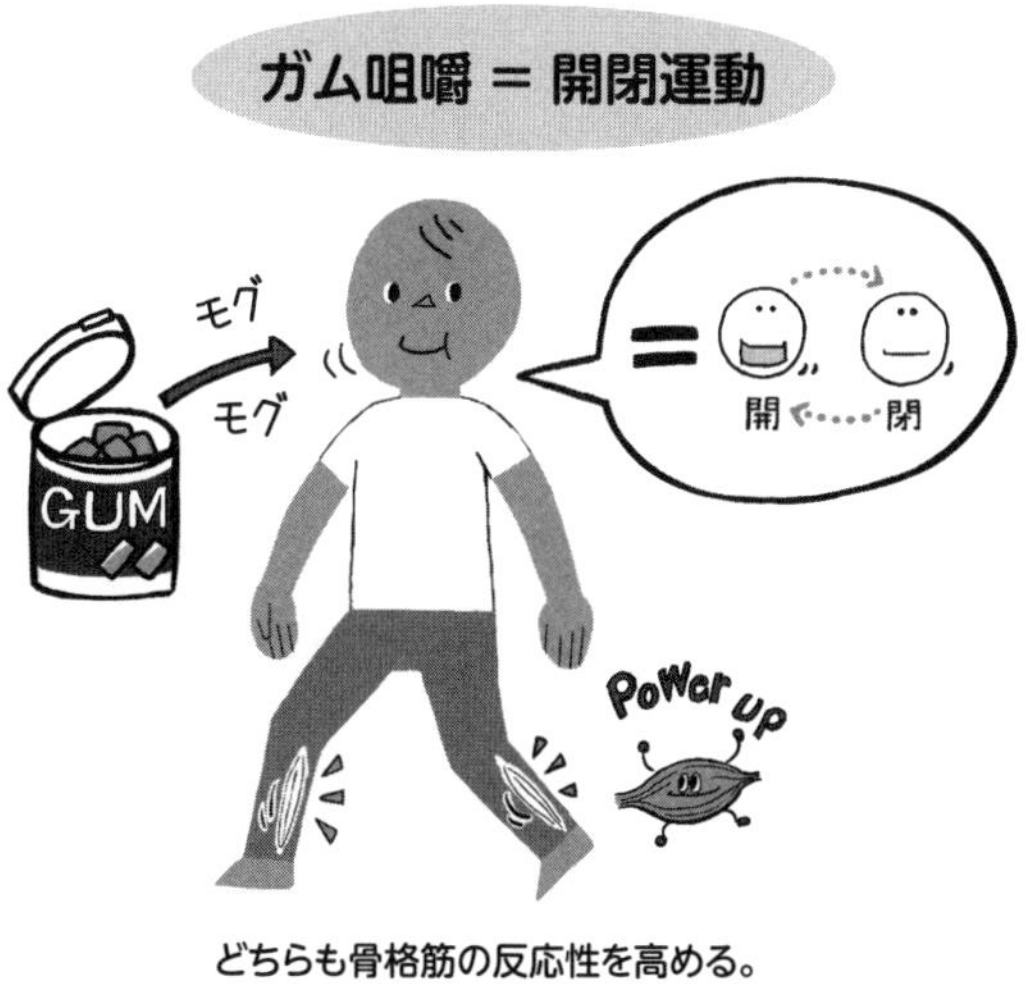

どちらも骨格筋の反応性を高める。

咀嚼運動による影響を調べる実験を行いました。

ガムを咀嚼した場合と、歯を接触させないでただリズミカルな開閉運動を行った場合の２つの条件で調べたところ、この２つの条件では明確な差がなく、ともにあごを動かしていない安静状態に比べ、筋電位の測定で振幅が１４０～１８０％までヒラメ筋、前脛骨筋の反射を持続的に増幅させる効果があることがわかりました。

神経反射は骨格筋がどのくらい活発に働くことができるかの目安です。ホフマン反射をみると、強い噛みしめを行ったときと同じように、ガムを噛んだりあごを動かすなど咀嚼筋を活動させることでも、その反応性（振幅）を高めることがわかったのです。

ガム咀嚼は世代に関係なく筋力をパワーアップする

では実際にガム咀嚼《そしゃく》が、どの程度からだの筋肉の働きを向上させているのか。

わたしたちの研究室で調べた結果を紹介しましょう。

ひざを曲げるときに使う筋肉と伸ばすときに使う筋肉は違います。ハイドロマスキュレーターという四肢の筋力が測れる装置（**表7**右の写真参照）を使って、ひざ関節を伸ばすときの筋力を測定してみました。ひざ関節を伸ばすときに活動するのは大腿四頭筋《だいたいしとうきん》です。

表7左はスポーツを行っている3人の大学生で調べた結果です。ガム咀嚼をしていない場合としている場合で比較してみると、全員ガム咀嚼をしているほうが、筋力として約8％アップしていました。

同じように、握力や背筋力についても調べま

表7 ● ひざ関節の伸展における筋力の増加率
（ガム咀嚼をしていないときに対して）

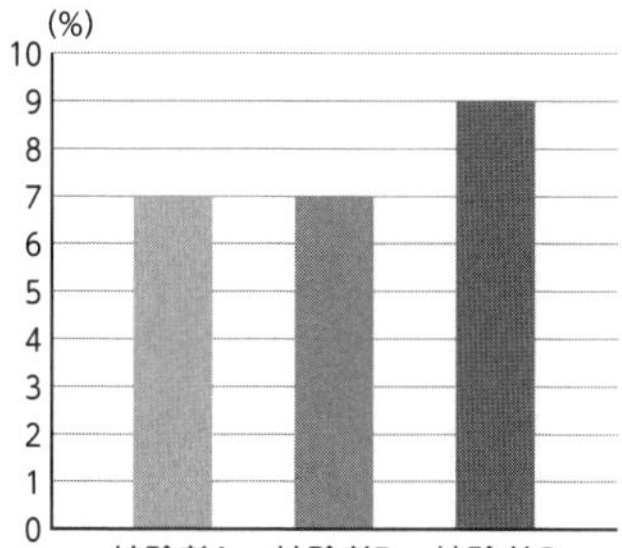

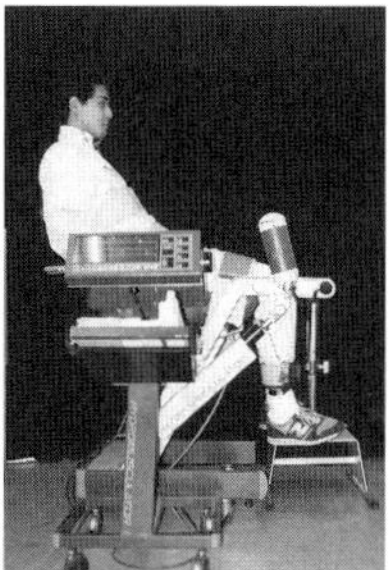

したが、ひざを伸ばしたときと同様、ガムを噛んでいる場合は、なにもしていない場合に比べて、筋力が増強される効果が認められました。

さらに、世代による差があるのかどうか、10代から50代までの年齢で調べましたが、結果はなんと年齢に関係なくどの世代にも効果が現れたのです（**表8**参照）。第2章で述べたように筋肉の活動性は高くなり、〝全身アイドリング効果〟も加わりこうした効果が現れているものと推察されます。

表8●年代別にみた握力と背筋力（ガム咀嚼前とガム咀嚼時）

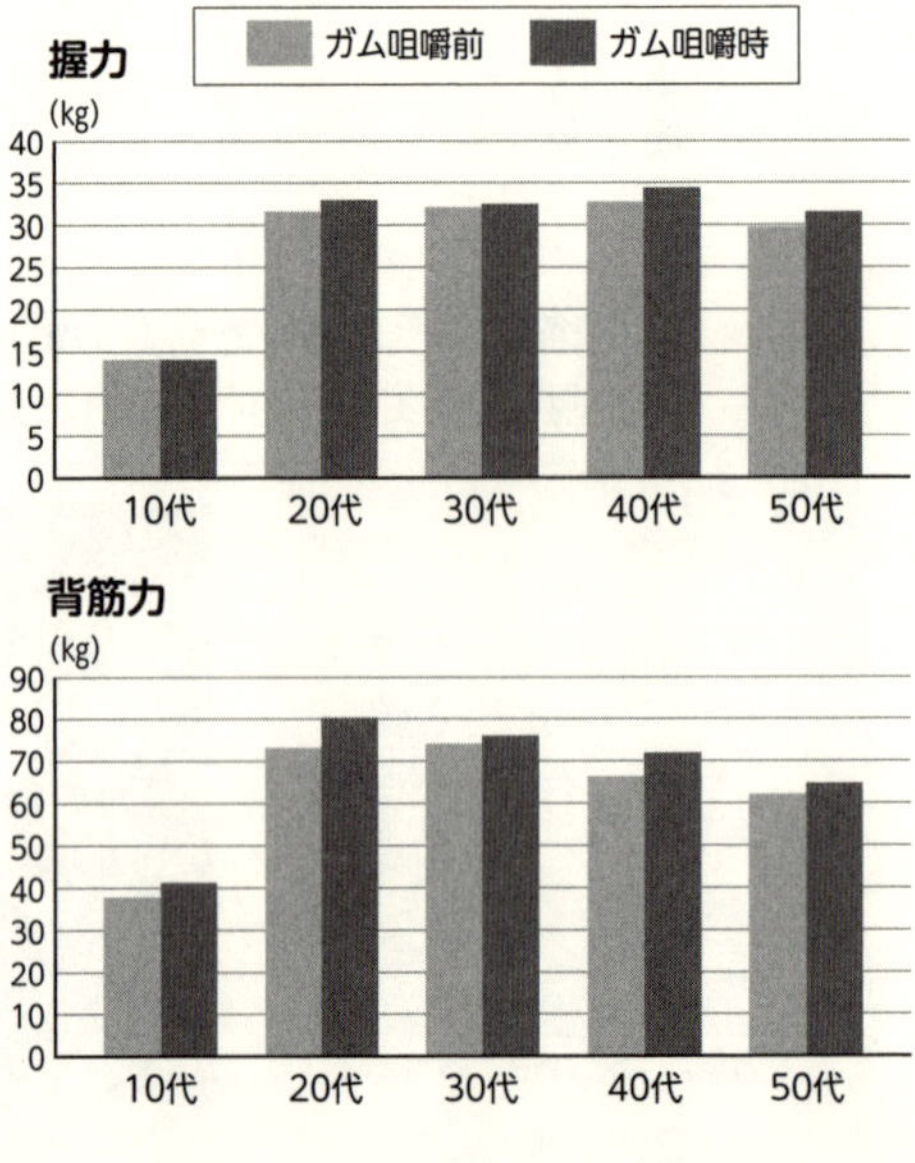

ガム咀嚼がバランス機能を高め高齢者の転倒予防になる可能性も

ガム咀嚼《そしゃく》がからだの重心動揺を安定させるという研究を、わたしたちは重心動揺計を用いて測定しました。その結果は、とても明解でした。

大学のスポーツ選手で、バランス感覚が優れている20代で調べた結果です。静的バランスと動的バランスの両方を測定しましたが、どちらもガムを噛《か》むと、動揺が抑えられることがわかりました（**表9**参照）。

ガム咀嚼は、噛みしめと同様に神経反射が高まり、脊髄反射の刺激が伝わりやすい状態に導いていると推測されます。これは直立姿勢を維持する

表9 ● ガムを噛むと動揺が抑えられる

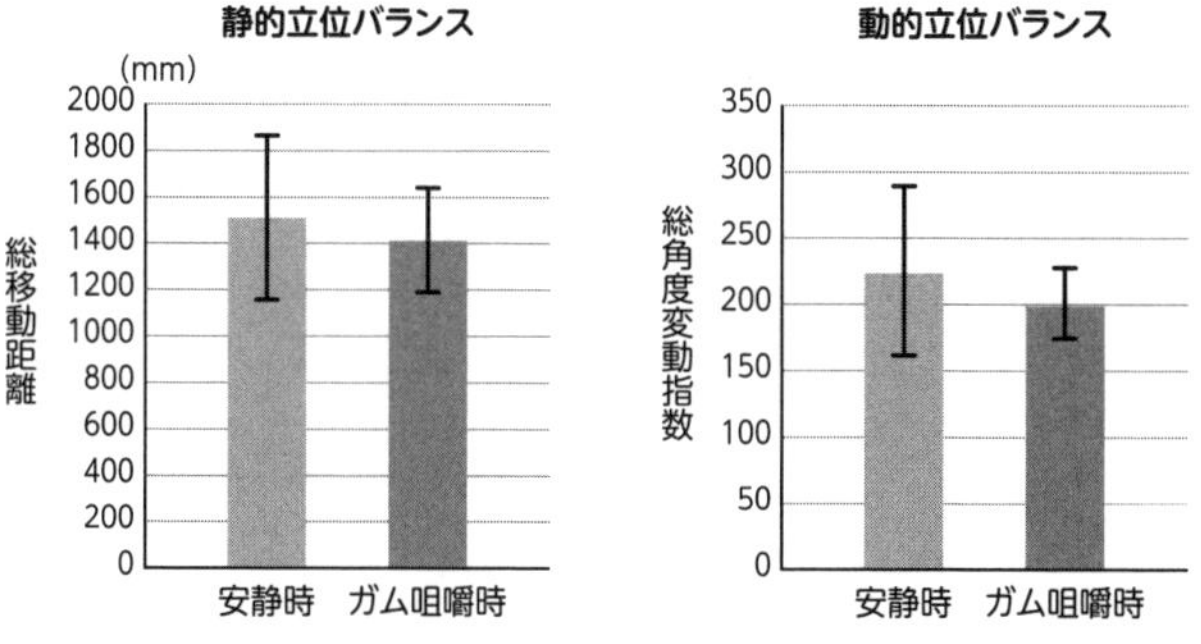

ために働く多くの筋肉のパワーや反応性が高まっていることを意味します。つまり、ガムを噛んでいるときは、噛んでいないときに比べ足の力が増して、平衡《へいこう》バランスの能力もぐんと向上するというわけです。

ごく簡単にいってしまえば、ガムを噛むとからだの姿勢を安定させる効果が期待できるということです。

さらに、ガムを噛んでいる間はこの効果はずっと持続することも実験で確かめられました。

今後は、高齢者の転倒予防にもガム咀嚼が役立つのではないかという期待が集まっています。

ガム咀嚼は動体視力をアップする

人は外界の様子を理解するとき、その情報の80％を視覚に頼っているといわれています。たとえば物体との位置関係や空間認識、動くもののスピードなどを視覚が瞬時に捉えて脳に情報を伝えています。この情報に反応してからだは動きます。つまり視覚は、運動機能を支えるとても重要な要素なのです。

実際、競技能力が高い運動選手は、低い選手にくらべると視覚機能が優れていることが多くの研究で明らかになっています。動いている標的を的確に認識する動体視力はスポーツ選手にとっては大切な能力ですが、ガムを噛《か》むことは、この動体視力にも影響を及ぼすという研究結果があります。

これは、動体視力計という特別な装置を使って測定しました。片方の目で装置をのぞくと、前方から時速30㎞で、黒い輪が飛んできます。この黒い輪は、視力検査で使われているランドルト環と同様、一部にすき間があります。すき間が判別できた瞬間にスイッチを押し、輪のどちらにすき間があるかを答えます。こうした方法（KVA動体視力）で動体視力を計測します。

10代から50代までの100人の健康な被験者を対象として、ガム咀嚼《そしゃく》前とガム咀嚼（15分）後で計測し、その差を調べました。するとどうでしょう。この実験の結果ではどの世代も、動体視力が上がる傾向を示しました（**表10**参照）。

これはボールや標的の動きを捉えるときなどに大きな能力の差となって現れるものと考えられます。

ガム咀嚼が、どのようなメカニズムで視覚に働きかけているのかは、まだよくわかっていません。しかしからだの構造から次のように推量されます。

脳からからだへと向かう神経系でもっとも大きい神経は、三叉《さんさ》神経と呼ばれていますが、この三叉神経の束は3つに分かれ、1つは眼神経に、残りは上あごの神経と下あごの神経につながっています（160ページ参照）。この3つは、場所としても非常に近接したいわば兄弟のような神経系統です。咀嚼をするとき、上あごと下あごへの刺激は三叉神経節を介して脳へと伝わりますが、そ

表10●ガム咀嚼により動体視力も全世代でアップ

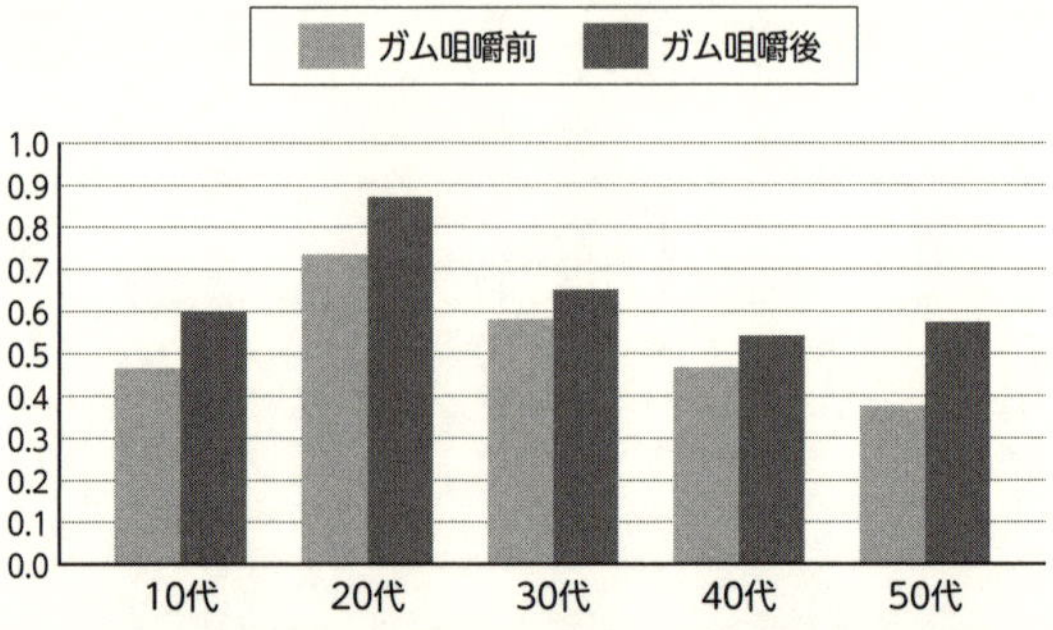

の神経の興奮が、近接した眼神経へも影響しているのではないかと考えられます。

ただ、眼神経は眼球周辺に細かく分布しており、どの眼神経にその影響が及んでいるのかなどはまだ明らかになっていません。

第4章

スポーツでは噛み合わせとあごの位置の安定が重要

第4章のポイント

マウスガードは噛《か》みしめ時の力を分散させる働きがある

マウスガードにより筋力がアップし、動作の反応が速くなる可能性がある

ゴルフでは軽く噛みしめて下あごを固定させるとミート率がよくなる傾向がある

スポーツ選手は歯が命!?

スポーツ界での歯科に対する関心は、いま急速に高まっています。競技のパフォーマンスを最大限に発揮するためには、からだ作りだけでなく正しい噛《か》み合わせを整えることも重要であるという認識が広がっているためです。

1988年のソウルオリンピックのときに、はじめて代表選手の歯科健診が導入され、これがスポーツ関係者に歯のケアに対する大きな関心を呼び起こしました。

1998年の長野冬季オリンピックでは関係者からの要望を受けて、世界中の選手に対して選手村において歯科医の手厚い医療支援態勢がとられました。

そして2014年には、日本体育協会と日本歯科医師会による、公認のスポーツデンティスト（スポーツ歯科医）が誕生し、国民体育大会（国体）をはじめとした国内の競技大会においても歯科のサポートが組み込まれるようになりました。

プロスポーツ、たとえば野球の世界でも、選手たちがシーズンオフに積極的に歯科健診を受けるなど、虫歯の処置や噛み合わせの調整が、競技のコンディション作りの一部であるという理解は確実に高まっているように感じます。

よい成績をおさめているアスリートたちに共通していることは、実は「歯のケアを怠らないこと」というのがわたしの印象です。健康な歯は、まさにスポーツ選手にとっては大切なパートナーであり、戦う武器にも等しい存在です。トップアスリートは丈夫な歯のもち主であると思ってきましたが、実は丈夫な歯をもっていることがトップアスリートになるための条件なのかもしれません。

健康や楽しみのためにスポーツを行っている一般の人々にとっても、からだをしっかり動かすためには歯の健康管理が大切です。いつまでも不自由なくからだを動かせ、健康に過ごしたいと願うすべての人にとって、〝歯は命〟なのです。

スポーツ選手の噛み合わせ論争

第3章までは、正しい噛《か》み合わせがバランス能力を高めること、そして噛みしめや咀嚼《そしゃく》は筋肉に少なからぬ刺激を与えて、その筋力や反応性を高めていることなどを考えてきました。

　では スポーツやエクササイズの現場で、こうした〝噛むパワー〟はどのように関与しているのか、また〝噛むパワー〟がスポーツの成績などにどう関係するものなのかについて考えてみたいと思います。

　スポーツ歯学にとって各種スポーツ競技はいわば臨床研究ですが、スポーツの現場で競技者の筋肉の活動などを測定することは難しく、スポーツと噛むことについては、これまでひとつの論争がありました。

　それは、すべてのスポーツ競技で、噛む動作は必ず必要なものだろうか、あるいは大事な瞬間には必ず噛みしめているのだろうか、噛みしめていなくても優れたパフォーマンスが生まれることがあるのだろうか、といった議論です。

　たとえばバスケットボールの選手がシュートするときは、口を大きく開けて舌を出しているとか、ハンマー投げでは球を投げる瞬間には口は決して閉じていないなど、スポーツ競技のここぞというポイントでは噛みしめを必ずしも行っていないという意見がある一方で、競技者が力を出すときに噛みしめないでいいプレーをすることなどあり得ないという論者もいて、学会などでも激しく意見が闘わされていました。

これまでは、激しく動き回るスポーツの現場で、噛みしめがあるかないかを調べること自体が非常に困難でした。それが、技術の進歩により、筋電テレメーターを用いて瞬時に離れた場所で測定することが可能となりました。これによりスポーツ競技中の噛みしめの様子が少しずつわかってきたのです。

パワーを出す踏ん張りvs.速くスムーズな動き

これまでの研究で、次のことが判明してきました。

スポーツ競技で物を持ち上げるとか、足を踏ん張る、あるいはコンタクトプレーでお互いがぶつかるような動作をするとき、つまり筋肉にパワーが求められるときは、必ず噛《か》みしめが起こるということ、そしてバスケットボールやハンドボールのシュートのように、からだをリラックスさせて、速くてスムーズな動きが必要なときは、個人差はあるものの嚙みしめていない傾向にあるということです。

優れたスポーツ選手ではこうした、嚙みしめのある、なしをそのシーンによって見事に使い分けていることもわかってきました。

また、筋肉が実際に動くようなスピードで調べてみたところ、ひざ関節を伸ばそうとする等尺性（筋の長さが変わらない）収縮の筋肉には嚙みしめで筋力がアップする効果が現れるのに対して、ひざ関節を曲げる等速性（同じ速さで動く）収縮の筋肉にはむしろ嚙みしめは逆効果で、嚙みしめていないほうが筋肉の反応性が高まるということもわかってきました。

嚙みしめはどんな状況でも筋肉の反応性を高めるわけではないようです。

ラグビーのスクラムのように踏ん張る瞬間では、しっかりした嚙みしめが筋力のパワーアップにとても有効であると考えられます。バスケットボールのような、瞬時に次の動作の方向を変えるような競技や、マラソンのような連続する動作が必要な競技では、むしろ噛まないほうがいいと考えられるようになっています。

どういう競技のどういう状況で、噛みしめの有無が有効なのか、スポーツ競技での噛み合わせと噛みしめ論争は、まだまだこれからも続くのかもしれません。

ただし、噛みしめがあらゆる運動の基礎となるバランス能力や筋肉の反応速度などに影響することを考えるとき、これまでのわたしの研究のなかでは、どんなスポーツ競技においても咬筋の筋活動の強さに個人差はあるものの、競技中の一動作のなかで必ず咬合《こうごう》（噛みしめ）の関与が現れていることを確認していることから、わたしは「いかなるスポーツ競技においても、噛み合わせとあごの位置の安定は競技の成績に大きな影響を及ぼしている」と考えます。

脳振とう予防にマウスガードが注目を集める

スポーツと咬合《こうごう》を考える際に、重要なツールとなるのがマウスガードです。マウスガードというと、ボクシングのイメージが強いのですが、最近はプロ野球やサッカー、スキーなどの他、相撲、重量挙げ、空手、自転車競技と多彩な分野で、トップアスリートたちがマウスガードやマウスガード用材によるスポーツスプリントを使用しているシーンをよくみかけるようになりました。

マウスガードは、かつてはマウスピース、マウスプロテクター、ガムシールドとも呼ばれていましたが、現在ではマウスガードが一般的な呼び方になっています。

歯やあご、口のケガの予防や軽減といった本来の目的からさらに研究が進んで、脳振とうの予防としても有効であることなどが明らかにされてきたことが、多くのスポーツで推奨されている理由としてあげられます。マウスガードは、装着すると歯と歯の接触面積が増すなど噛《か》み合わせの状態をレベルアップすると同時に、噛みしめると下あごの位置がさらに安定し、頭部や頸部《けいぶ》の姿勢維持に寄与すると考えられます。脳振とうを起こす確率が高いと思われるスキーやスノーボードなどの競技では、安全確保のために使用されています。

わたしたちの研究室では、マウスガードによって衝撃による骨のひずみがどの程度緩和されるのかを調べたことがあります。

マウスガードの使用によって、骨のひずみについては衝撃がどこからきても10～30%ほどの緩衝作用があることが実験でわかりました。わたしは、マウスガードを装着して噛みしめることであごが固定され、こうした変化が生まれていると考えています。実際のスポーツでは、マウスガードをぐっと噛みしめることで頸部の筋肉が緊張するため、頸部が固定されて頭部が安定し、脳振とうや頸部へのダメージの予防効果はさらに高まるものと考えています。

マウスガードが義務化あるいは推奨されている競技は増えており（**表11**参照）、ボクシングのように歯や口腔《こうくう》内のケガを防ぐ目的のもの、ラグビー、

表11● マウスガードをつけるスポーツ

ボクシング	完全義務
キックボクシング	完全義務
空手	一部義務
アメリカンフットボール	完全義務
ラグビー	高校生以下・女子は義務／成人は推奨
アイスホッケー	オーダーメイドのマウスガード勧告／U20は全員義務
ラクロス	女子は義務(ゴールキーパー除く)

注・2014年4月現在

アメリカンフットボールといったコンタクトプレーが多いもの、アイスホッケーやラクロスのように用具との接触から歯を守るといった目的のものもあります。

マウスガードは運動能力に影響する？

歯にぴったり合った適合性のよいカスタムメイドタイプ（オーダーメイド）のマウスガードを使用した場合には、次のような効果が期待できると考えられます。まず、噛《か》み合わせの接触面積が増えることで、あごの位置がより安定し、その結果、からだの揺れが小さくなります。つまりからだのバランスがよくなるわけです。

さらに、競技の途中で噛みしめを行うと、マウスガードの数ミリ分の厚さだけ、早いタイミングで噛みしめることができます。その分だけ歯とあごへの刺激伝達が早くなり、結果的に筋力への反応も早くなります。たとえば踏ん張るような動作では、マウスガードを使用していない状態と比べると、わずかですが早い反応で力を出すことができるのです。コンマ数秒を競うようなトップアスリートではこれはとても大きな差となって現れるはずです。

加えて、噛みしめたときの力は、マウスガードにより分散されるので、いままで個々の歯にかかっていた負荷を軽減させる効果があります。これは、噛みしめの限界圧を装着前より若干上げることができるということです。結果として無理なく、より強く噛みしめを行うことが可能になるはずです。噛みしめは強ければ強いほど脳に反応が強く現れ、それは筋力やバランス能力の向上にも連動していると考えられますから、マウスガードの装着で筋力が上がり、動作の反応も機敏になる可能性があります。

極限の成績を競うような競技では、こうした微妙な変化でも成績に大きく影響するだろうということが容易に想像できます。トップアスリートたちは、マウスガードの装着でケガの予防や安心感といったものだけでなく、運動機能への効果、パフォーマンスの向上を、からだで感じているのではないかとわたしは考えています。

スピードスケートの選手から学んだこと

ある甲子園出場常連高校の野球部の監督は、マウスガードでホームランの数が増えたと教えてくれました。また、わたし自身もスポーツスプリントを使用することで、成績が上がったスピードスケートの選手をみてきました。

しかし、こうした多くのアスリートたちをみて思うのは、競技の種類や身体動作の違いにより、このような口腔《こうくう》内装置のからだへの効果は、一律には語れないということです。

たとえば、スピードスケートの金メダリスト清水宏保元選手がまだ日本大学の学生だった頃、歯科医として支援することになりました。当時研究していたマウスガード用材によるスポーツスプリントを試しに口に入れて試合に出てもらったことがあります。

彼はいわゆるロケットスタートが得意で、1、2、3歩と氷面を蹴って進みますが、本人から「勝負となるスタートの瞬間、すごくバランスよく噛みしめることができて、力が生まれ速く進めることができる」というコメントをもらいました。期待どおり、踏ん張るときのスポーツスプリントの効果を感じさせる感想です。1996年にカルガリーで男子500mの35秒39という世界新記録を樹立したとき、清水選手の口にはスポーツスプリントが装着されていたのです。

清水選手はこの装置を使用して、競技をしばらく続けました。ところが、幼少のころより気管支ぜんそくをもっていたこともあり、競技の途中で呼吸がしづらいことに気づき、結局この装置は使用しないことになりました。競技後半の持久的な運動では、酸素を取り込むことのほうが重要だったのです。同じスピードスケートでも前半と後半では筋肉の使い方や動きが異なります。このようにスポーツスプリントがどんなときでも万能というわけではなく、効果が発揮しやすい状況とそうでない状況があるということがはっきりしてきたのです。

いまのところ、いわゆるスポーツスプリントのパフォーマンスへの効果は、力を入れてぐっと踏ん張るような筋肉の使い方をした場合に有効であるとされ、スピードを出すために敏速に筋肉を動かすような場合では効果が鮮明ではないというのが一般的な共通認識となっています。

マウスガードやスポーツスプリントにより正しい噛み合わせの位置や下あごの位置（下顎位《かがくい》）の安定を図ることが、さまざまなスポーツでの複雑なからだの動きにどういう条件で、どのように用いれば成績向上につながるのか、未解決の部分は多いのですが、現在少しずつ研究は進み、解決への道筋がみえてきているといえるのではないでしょうか。

コラム

スポーツスプリントで成績アップ

マウスガードよりコンパクトな「スポーツスプリント」と呼ばれている口腔《こうくう》内装置があります。

この形体はもともと顎関節《がくかんせつ》症の治療として使用されてきたものです。

これは硬性材料でできた口腔内装置で、スポーツには向かないものでしたが、マウスガード用材のような軟性材料を用いることでスポーツ用として応用されるようになりました。

　このスポーツスプリントが最近、スポーツ分野で大いに活用されるようになっています。スポーツスプリントは外傷の予防効果は乏しく、噛《か》み合わせの改善とあごの位置の安定という目的に特化したタイプのものです。スポーツでの使用は、歯の接触面積を増やすなど噛み合わせの改善効果がすぐに期待できるため、ずばり運動能力の向上をめざしたり、頸部《けいぶ》筋の活動を高めるために使用している選手も大勢います。スポーツスプリントはサッカーやバスケットボール、ウエイトリフティング、野球、ゴルフ、あるいはスキー、スカッシュなどの衝突によるケガの危険度が比較的低い（中等度）とされる競技で多く

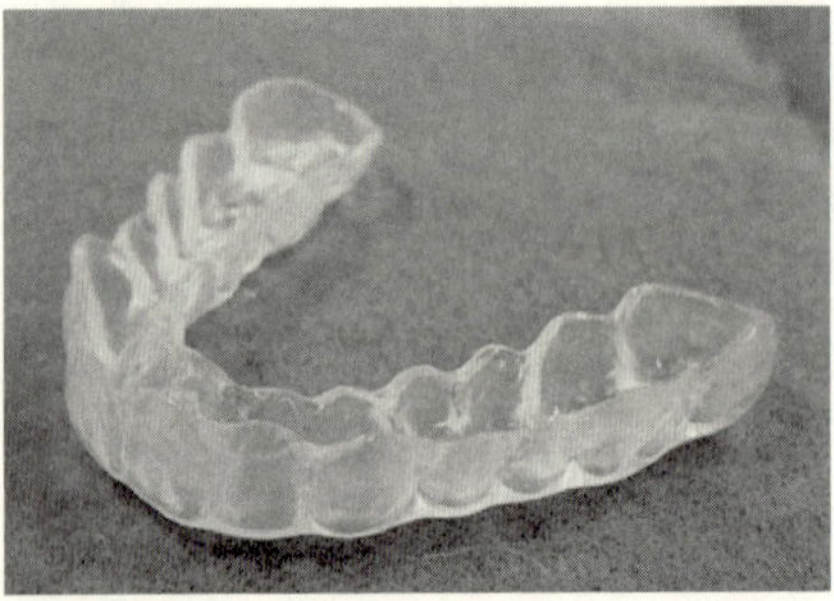

マウスガード用材でできたスポーツスプリント。

使用されています。噛み合わせが整っていないと、からだのバランスを崩し、筋肉の発現にも影響を及ぼす可能性があります。自分の歯に合わせ、調整したマウスガードやスポーツスプリントを作り装着すれば、正常な噛み合わせに近づけることができ、運動能力の向上が期待できるのです。

ゴルフを楽しむ中高年の方々にもスポーツスプリントはおすすめです。ただし、ゴルフの場合、プロの方などは競技の前に歯への負担軽減のための医療用口腔内装置であることを報告し、許可を取ってから使用する必要があります。

およそ体重分がその人の最大の〝噛みしめ力〟

いうまでもなく、噛《か》みしめとは、歯を食いしばることです。力を入れてぐっと踏ん張って噛むのですから、正しい噛み合わせは前提条件です。顎関節《がくかんせつ》も正常な機能を備えていなければなりません。

わたしは、これまでの研究のなかからスポーツではどんな競技でもどこかの瞬間で、必ず噛みしめが行われていて、スポーツのパフォーマンスの良しあしに深く関与していると考えています。

人が噛みしめることで生み出す最大の力は、自分の体重ぐらいといわれています。体重60kgの人であれば、60kgの噛む力が奥歯にかかります。それ以上強く噛もうとすると、歯に強い負担がかかりすぎるので、脳から「歯に負担がかかりすぎるので、危ないからやめなさい」という命令が出ます。普通の状態では、それ以上強く噛むことはありません。

この限界の力がその人の最大の〝噛みしめ力〟ということになります。しかし実はこの限界は自分の意思で外すことができます。痛みを無視してさらにぐっと噛みしめると、その命令によりリセットが外れて、もっと力を加えることができるのです。火事場の馬鹿力といわれるような状態です（68ページコラム参照）。当然この動作を行うと、歯には大きなダメージがかかってしまいます。プロ野球でホームランを打ち続けた王貞治元選手や、元横綱千代の富士（現在は九重部屋親方）の臼歯《きゅうし》は、すり切れてぼろぼろだったといわれていますが、限界以上の力を出すために歯を噛みしめていたのだろうと想像できます。

ゴルフでは軽く噛みしめるとミート率がアップする

実際に、競技中にどのように噛《か》みしめが行われているのか、咬筋《こうきん》の活動を調べた例を紹介しましょう。筋電テレメーターと呼ばれる、筋肉の活動電位をコードレスで記録する小型の測定器、送信機と電極が一体化した機器を用いて、いくつかのスポーツで咬筋の活動を測定しました。

重量挙げのスナッチ競技では、バーベルを上に挙げる瞬間に咬筋の活動が記録されました。ところが、バーベルが上に挙がった後は、咬筋の活動は記録されませんでした。ということは、噛みしめが起きていないということです。

ゴルフのスイングではどうでしょう。わたしの研究室で、あごの位置とスイングのパフォーマンスの関係を調べたことがあります。軽く噛みしめて下あごを固定させることには、ゴルフクラブの先のヘッドの速度がどれだけボールの速度に加わったかを示す数字、すなわちミート率を押し上げる傾向があることがわかりました。ミート率がよくなると当然飛距離は伸びることになります。この結果は、噛み合わせのいい歯の状態を管理できれば飛距離が伸びるという可能性を示していると考えられます。

ただしゴルフのスイングでの強い噛みしめは、筋力がある若い人には必要ないと考えています。プロゴルファーには、ドライバーショットのとき歯と歯の間に舌をはさんだりする選手がいます。これは舌で安静空隙《くうげき》（リラックスした状態で、上下の歯が接していないときの自然な歯のすき間）を作り出し、それが噛む筋肉（咀嚼筋《そしゃくきん》）の緊張をゆるめてからだ全体もリラックスさせる効果があるからです。強く噛みしめて噛む筋肉が過度に緊張していると、からだ全体の筋肉に緊張が伝わり、リラックスした状態でスイングができません。したがって若い人には、強い噛みしめは筋肉の過度の緊張を生むのであまりおすすめできません。スイングのような動作ではからだをリラックスさせることのほうが有効と思われます。ただし、ボールのインパクトの一瞬、奥歯に強い噛みしめを感じる人もみられます。このような人は常に正しい噛み合わせの維持ができているかどうかを歯科でチェックする必要があるでしょう。

中高年のゴルファーで、最近筋力が衰え、ドライバー等の飛距離が落ちたと感じている人は、スポーツスプリントを試してもよいかもしれません。

噛み合わせが悪いモーグル選手は左右のバランスに問題あり

冬季オリンピックでも人気が高いスキーのフリースタイル・モーグル。どんなコブ斜面でも上体がぶれることなく安定したターンを続けることが求められるスキー競技です。およそ250mの急斜面を、2回の空中演技（エアー）を行いながら滑り降り、ターンの技術、空中演技の完成度、タイムを競います。スキー競技のなかでも、下半身のバランス能力がもっとも求められる競技のひとつといえるでしょう。

2009年、福島県の猪苗代《いなわしろ》で開催されたフリースタイルスキーの世界選手権で代表選手の協力を得て、選手の噛《か》み合わせの状態や、競技中の噛みしめの様子を調査しました。口の左右、咬筋《こうきん》部分に筋電図測定のセンサー、下肢の筋肉左右2か所の外側広筋《がいそくこうきん》に同様のセンサーをつけ、噛みしめの関与を観察しました。

図14の上から2つの咬筋活動の波形をみると、エアーの際は咬筋活動はみられないので噛みしめていないのですが、踏切時や着地時以降は断続的に咬筋活動が現れ、噛みしめがあることが明らかになりました。左右の噛み合わせがよくない選手ほど、咬筋活動が弱く、また左右不

図14●モーグルでの筋電図測定

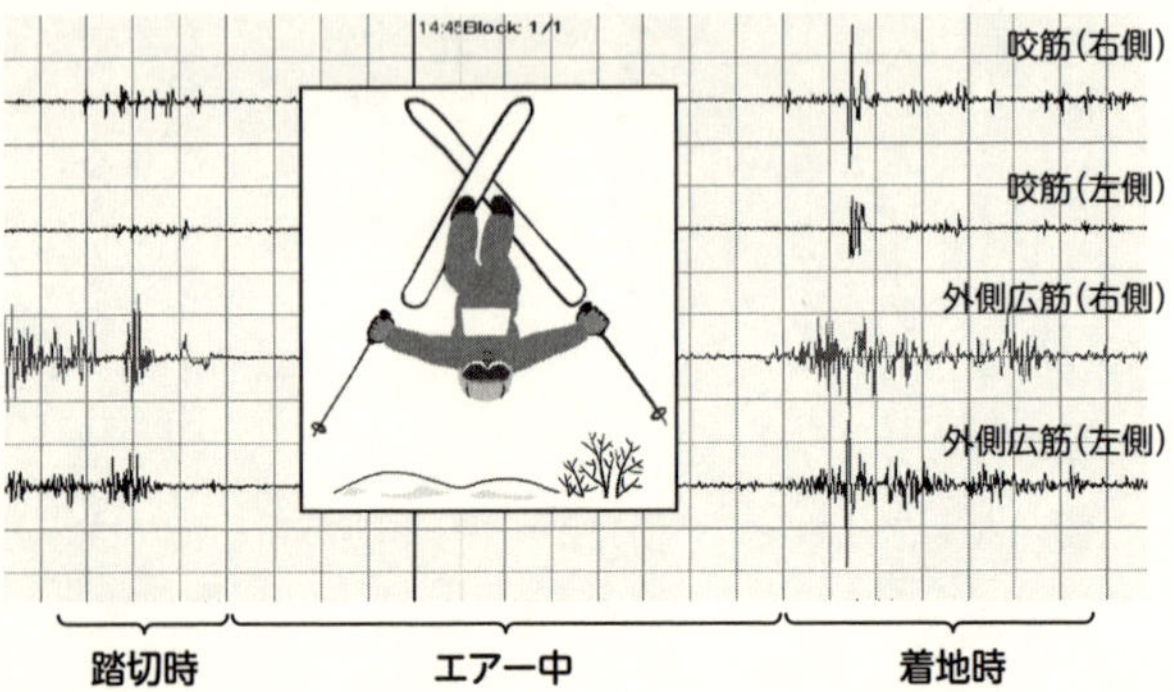

均等となり、下肢の筋肉の活動もそろわない傾向にありました。

スポーツスプリントで筋肉活動がアップ

エアー前後の咬筋と外側《がいそく》広筋《こうきん》の活動をスポーツスプリントの装着のありなしでみたのが**図15**です。スポーツスプリントを装着したのが下のグラフです。装着していない上に比べ、咬筋《こうきん》の

図15●スポーツスプリント装着で筋肉活動がアップする

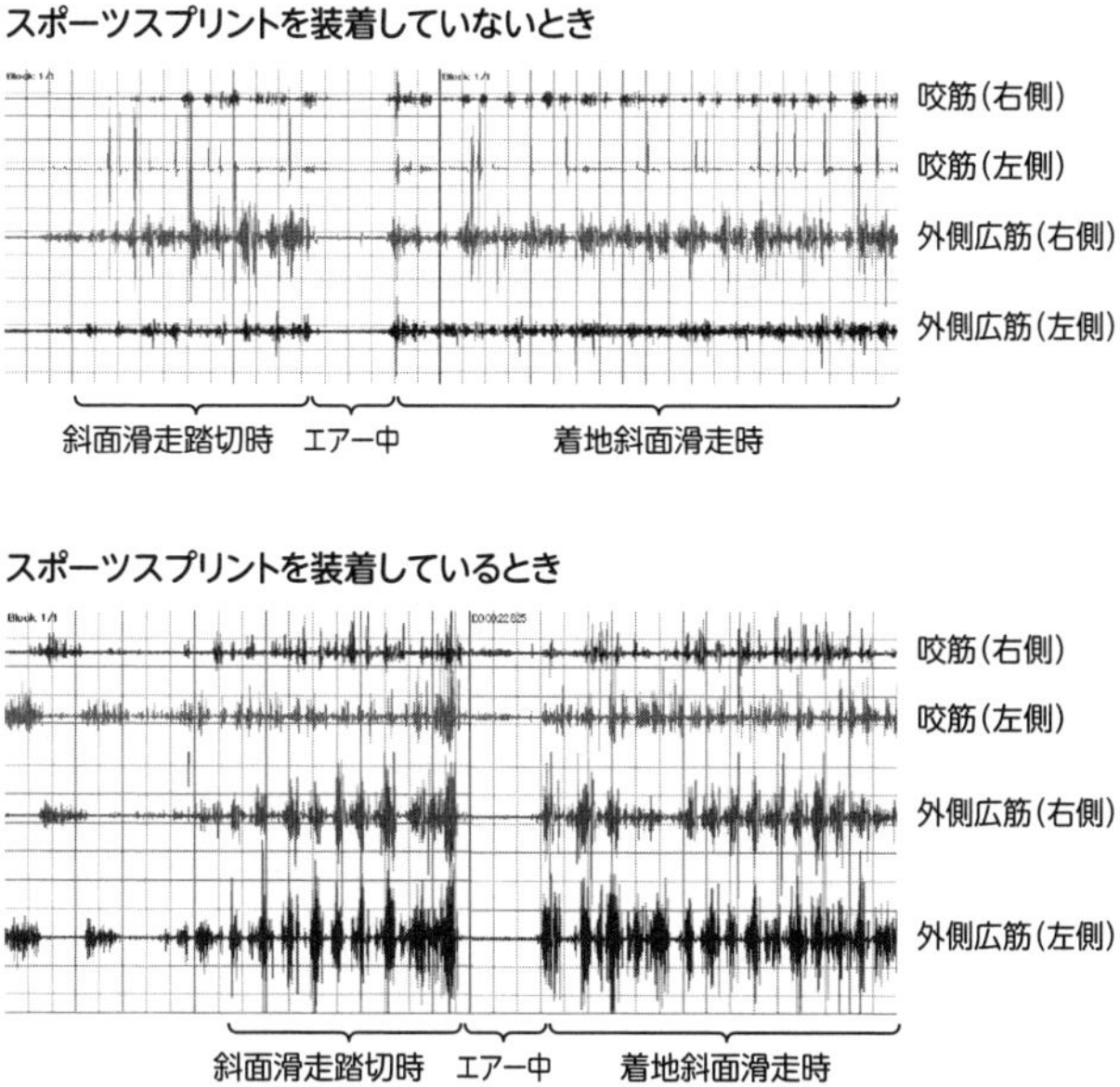

興奮とともに下肢の筋肉である外側広筋の興奮が左右とも増している様子がわかりました。

外側広筋は、ふとももの外側にある筋肉で、ひざの曲げ伸ばしのときに使う筋肉です。グラフをよくみると、咬筋（下のグラフ上の2段）、下肢筋肉ともにバランスよく均等に興奮が現れています。これは選手の筋力や敏捷性《びんしょう》・バランス能力が高まっているのに違いないと判断できます。

このことがタイムをアップさせるかというと、それはまた別の問題ですが、この選手のパフォーマンス向上への期待はうかがえると思います。

この実験では、モーグル競技でのスポーツスプリントの筋肉への効果を確認することができましたが、他の競技ではまだ十分には解明されていません。わたし自身は他のどのスポーツにも、モーグルと同じように、筋肉への効果が明確に現れるものと考えています。

競技別、パフォーマンス別にこうした測定を行い、地道に調べていくことが次の課題となります。

スポーツ競技とガム咀嚼の関係

スポーツスプリントやマウスガードを利用しないスポーツ、あるいは利用しにくいスポーツの場合、これらに代わるものとして利用されるのがガムです。

ガムを噛《か》むと筋肉の〝全身アイドリング効果〟（85ページ参照）をはじめ、バランス能力、筋力、反応性、あるいは動体視力の向上が期待できます。また、強く噛みしめることによってからだに生じる筋肉活動の向上効果と同様の効果もあり、スポーツスプリントやマウスガードにも匹敵するような多様な運動能力の増強効果を発揮します。

ガムを噛むことで咀嚼筋《そしやくきん》がリズミカルに動き、からだの筋肉や神経はいつでもスタートダッシュできるような状態になると考えられています。

スポーツでガムを噛むといえば、アメリカのメジャーリーグの選手です。試合中に、多くの選手がガムを噛んでいる光景をしばしばみかけます。彼らが噛んでいるガムの多くは風船ガムで、長時間噛んでもへたりが少ないという特長があります。彼らは嗜《し》好《こう》品《ひん》として噛んでいるのではありません。刻々と変わる試合の状況では集中力も冷静な判断力も必要です。極度の緊張があるときに、そのストレスを和らげる効果をガムは発揮します。ある研究では、ガムを咀嚼すると脳内で作用するストレスホルモンの濃度が低下し、交感神経の働きが抑えられたとの報告があります。ガムは適度な集中力を高めつつ、リラックスできるように働くのです。

残念ながら、これまでにメジャーリーグでのガム咀嚼とそのパフォーマンス効果を調べた研究や調査はありません。しかしバランス能力、筋力、反応性、あるいはひょっとしたら動体視力に関しても、メジャーリーグで活躍する選手たちはガム咀嚼の効果をからだで感じながらプレーをしているのかもしれません。

からだの反応時間が短くなることを確認

どんなスポーツでも、機敏にからだを動かす運動能力は大事です。わたしたちは、この敏捷性とガム咀嚼《そしゃく》について注目し、次のような実験を試みました。

被験者は歯科衛生士専門学校で学ぶ健康な20代の女子学生10名です。ひざを軽く曲げて立ち、光の点灯を合図にジャンプする動作を行ってもらいました。床にはジャンプしたときの力の変化がわかる測定器が設置されています。光の点灯から被験者の両足が床から離れるまでの時間を「からだの反応時間（身体運動反応時間）」と設定しました。また下肢の筋肉の活動も測定しました。

その結果、光が点灯してから足の筋肉（長腓骨筋《ちょうひこつきん》）が反応するまでの時間は、ガムを咀嚼することでおよそ0・02秒、からだの反応時間ではおよそ0・035秒の短縮が観測されました。わずかな時間の差ですが、スポーツ競技では大きな差となって競技に影響するものと考えられます。

反応時間の短縮は敏捷性の向上を意味しているものと思われます。反射反応が高まり、筋肉を興奮させる神経の情報が非常に伝わりやすいコンディションが作られていることがこの現象のメカニズムとして考えられます。ガムを咀嚼すると、機敏に筋肉を動かすことができるからだの状況が作られるということなのです。

競技でガムを噛むスポーツ選手は、こうした効果を感じているのかもしれません。

ガムはマナー違反なのか？

日本のスポーツの現場では、残念ながらプレー中のガム咀嚼《そしゃく》を「マナー違反」として捉えることがまだまだ多いように感じます。あるサッカー日本代表選手はフランスでのワールドカップの際、ガムを噛《か》んでいることに批判が集まりました。このときは成績が振るわなかったせいもありますが、こうした捉え方は、考え直す時期にきているのではないかとわたしは考えています。

これまで述べてきたように、ガムを噛むことは、からだの姿勢が安定する効果が期待でき、筋力もアップし、敏捷性も高まるといった可能性が大いにあるのです。さらには競技の成績を上げるだけでなく、適度な覚醒をもたらし、安全を確保することにも役立ちます。スポーツ歯学の立場からは、マウスガードの検討とともにガムの適切な利用も前向きに検討してほしいと考えています。

海外のあるボクシング選手の場合、カウントが鳴る寸前までガムを噛んでいて、鳴った瞬間にガムを捨て、マウスガードを装着して試合に挑むという例があります。これなどは、リラックス効果とアイドリング効果を感じているからこその行為ではないでしょうか。

アマチュアのサッカーチームや野球チームも、試合前にガムを噛めばいいのではないかと思います。十分効果は現れるはずです。もちろん、試合が始まる前に、きちんと包んで捨てるといった習慣は大切ですが、スポーツにとってガム咀嚼は非常に大きな効果が生理学的にもあるということを指導者も学んでいただき、その効果をもっとうまく活用してほしいものです。

スポーツとガム咀嚼との有意義な関係は、これからさらに研究を重ねる必要がありますが、スポーツ関係者に対し、あるいは一般の人たちに対しても、ガムを単に嗜好品として捉えるのではなく、からだの機能への優れた効用があることをもっと強くアピールしていかなければなりません。

コラム

マウスガードはスポーツ歯科に精通した医師に依頼を

　スポーツ歯科はマウスガードの歴史であるといってもいいほどです。その始まりは、歯やあごなどのケガが多発するボクシング選手が、治療や予防策を歯科医師に相談したことがきっかけとされています。1925年、わたしどもの先輩である大久保信一先生はわが国で初めてボクシング選手の歯型をとり、シリコンゴムなどでマウスガードを作ったという記録が残っています。その当時から歯科医は、選手のためにマウスガードを手作りで製作し始めていました。

　ところが、戦後は工業生産された既製品に取って代わられてしまいます。こうしたことから、もう一度歯科医が学術的に関与してマウスガードを発展させる必要性が叫ばれ、1990年、スポーツ歯学研究会が誕生しました（現在は、日本スポーツ歯科医学会）。現在では全国の歯学系大学病院には

「スポーツ歯科外来」が次々に誕生しています。こうした外来は、競技選手はもちろんのこと、一般のスポーツ愛好家に対してもマウスガードやスポーツスプリントの製作や歯科による健康管理を行う地域の拠点として活動し始めています。

マウスガードは必ず信頼のおけるスポーツ歯科医など、専門歯科医の診察を受け、その人その人の使用目的に合わせて正しく製作することが大切です。最近の、スポーツ店での市販品やホームページ等で販売している製品は、一見よさそうですが決してよくはありません。適合性や噛み合わせが適切でない製品を装着するとあごの関節を痛めたり、運動機能に悪い影響を与えたりする可能性があります。

歯科医師から提供されるオーダーメイドのマウスガードは各人の歯並びや口の大きさなどに合わせて作られます。適合性や噛み合わせを正しく調整するため、ぴったり合ったものができ上がります。

ただし、いまのところ、オーダーメイドのマウスガードは保険適用ではなく、全額自己負担です。

●全国の学会認定医、施設は以下のホームページで知ることができます。
日本スポーツ歯科医学会ホームページ
http://kokuhoken.net/jasd/

コラム

スポーツ選手とインプラント治療

スポーツ選手の場合、歯根膜《しこんまく》を介した噛《か》む情報は、パフォーマンスに大きな影響を及ぼすと考えられます。したがって、可能な限り歯を残すことが大切です。

最近は安易に歯を抜いて、そこにインプラント治療を施す人もいますが、スポーツ選手にとってインプラント治療がよいことなのかよくないことなのかは、いまのところ定かではありません。

インプラント治療を行い、そこに激しいコンタクトを受けた場合、インプラントが支点となってあごを骨折するかもしれません。スポーツ選手のインプラント治療の是非はこれからの研究結果を待たなければなりません。それまでは、やはり可能な限り歯を残すという観点で治療を受けたほうがいいでしょう。

プロ野球 〜千葉ロッテマリーンズ 今江敏晃選手〜

“ガム咀嚼”で力が抜けて、動けるからだに

●ガムを噛んでみたら力が抜けた

愛称ゴリさんで親しまれている、千葉ロッテマリーンズの今江敏晃選手は、試合中にいつもガムを噛《か》んでいることで知られています。ゴールデングラブ賞4年連続受賞という強肩、日本シリーズの打率6割6分7厘という記録をもつ強打者の今江選手は、なぜ試合中にガムを噛んでいるのでしょうか。また、歯のケアにはどんなこだわりをもっているのでしょうか。

今江選手はもともとガムが大好きでしたが、高校野球の時代にはガムを噛みながらプレーすることなど思いもよらなかったそうです。プロに入って、ベンチに

大量に置かれていたガムを、初めは興味本位で噛んでいたとのこと。

すると、ガムにはいい具合に「力が抜けて、リラックスできる」効果があることがわかったといいます。

それまで、試合では極度に緊張してしまい、変に力みがあったりしてどこかに余分な力が入ってしまうことがあったそうです。そういうとき、ガムを噛んでいるとその力が抜けて、とてもいい状態になるということがわかったのです。風船ガムを膨らませる一連の動き、舌を動かしたり、フーと息を入れる動きが、実は優れたリラックス効果を与えてくれるというのです。

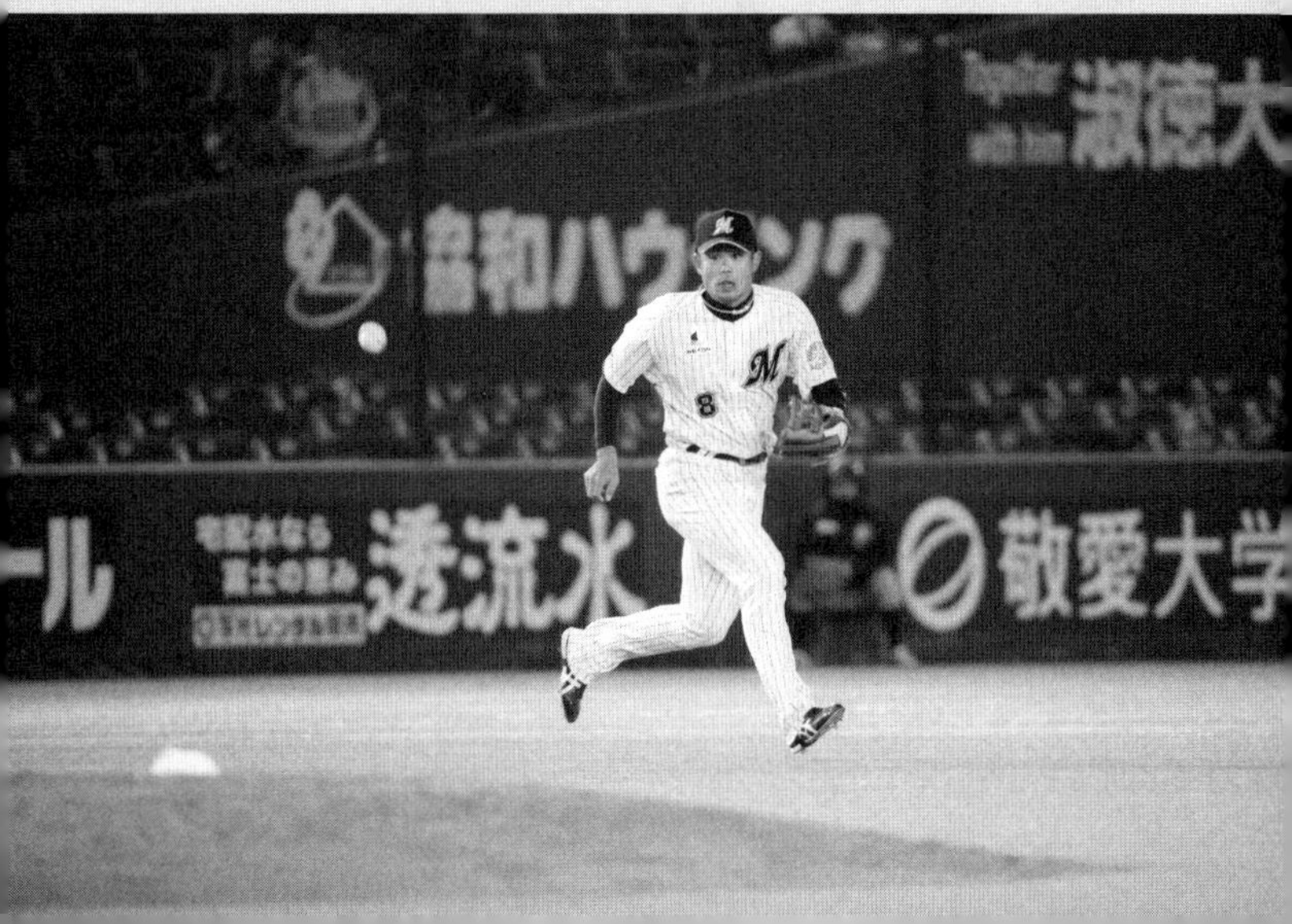

ガムでバランスがとれるとパワーが集中する

今江選手の分析では、バッティングでバットに球が当たるインパクトの瞬間、ぐっと噛《か》みしめて力む人と、フーと息を吐いて力を抜く人がいるといいます。

噛みしめてしまうと力が伝わらないと感じる今江選手は、自分を「フーと力を抜く」タイプだと分析しています。そしてバッティングでいちばん力を出せるようにするために、まずなによりも「バランスよく振る」ことを大切に考えているといいます。バランスとは上半身、下半身そして指先まで、からだ全体の筋力をバットの一点に集中させるということ。からだが小さくてもボールがよく飛ぶというバッターは、バットをバランスよく振る動作ができる人なのです。

「打席に入ると、ピッチャーの剛速球に打ち負けまいと、飛んでくるボールについ力が入ってしまいますが、ここでさらに力を加えようとすると、バランスが崩れてしまいます」と今江選手はいいます。ガムを噛むと、上半身や下半身が固まってしまうことがなく、自然に力を抜くことができると感じているそうです。

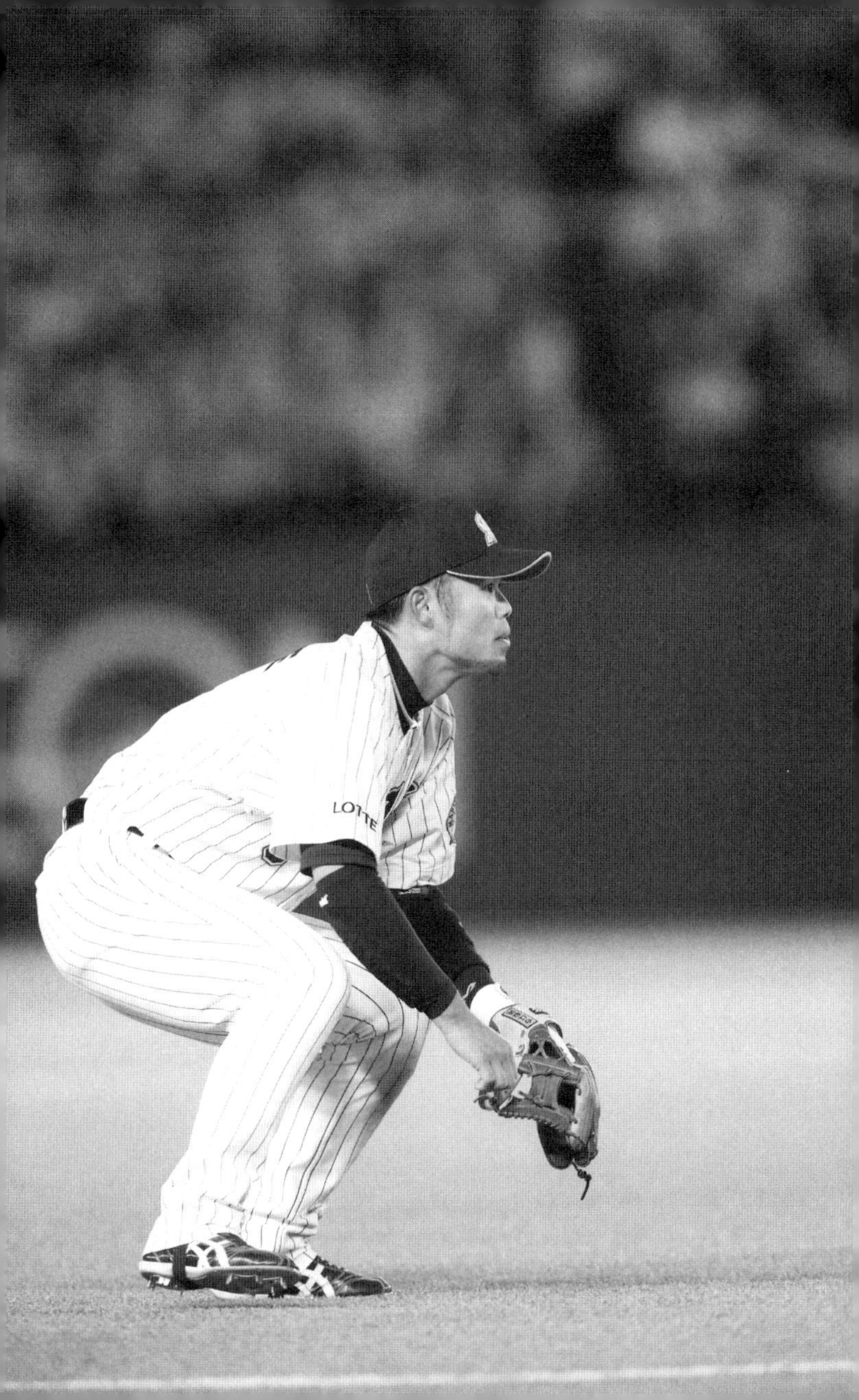
LOTTE

歯を噛みしめずに、ずっと口を動かしていることで、からだがリラックスし、次の動作へ「動きたくなる（＝バットを振りたくなる）」状態になる。するとパワーがバットの一点に集中する。無意識のうちの自身の動きの印象を、こう語っていいます。これが今江選手の打法の秘訣なのかもしれません。ガムで口を動かすことが、バッティングでは無駄な力が抜けて理想的なスイングへと導いているのでしょう。

ただし、優秀な成績を残したプロ野球選手のなかには、バッティング時に奥歯を強く噛みしめることでパワーを生み出す選手もみられますから、当然のことですがそこには個人差があるように思われます。

呼吸を促す風船ガムの効用

では守備のときはどうでしょう。

守備のときには、実はさらにガムのよさを感じているといいます。花形ポジションと呼ばれる三塁を守る今江選手は、いつボールが飛んでくるかわからないという緊張した状態に常にさらされ、ボールが飛んできたときは速い反応が求められます。じっと守っていると息が止まって自分でもからだが固まって動けなくなってしまうのがわかるそうですが、そんなときにガムはいちばん有効だといいます。「少年野球では緊張をほぐしたいとき、よく声を出すように指導されました。声を出すことは、息も吐くし、たまっていたものを出して口を動かすことになり、ガムと同じようにリラックスできる方法です」

プロでは、そうそう声を出すわけにはいかないのでガムがとてもいい手段になるとのこと。からだがリラックスし、緊張が解けることで動作の反応がよくなるという実感があるようです。

また、「呼吸」も大事で、これも守備についたときに風船ガムを膨らませる理由のひとつとか。風船ガムは呼吸を促すのにも一役買っているという実感をもっているといいます。

ガム咀嚼《そしゃく》は運動神経に働きかけ、その活動を刺激しているようだと語る今江選手には、「歯やあごの動き」が「からだの筋肉活動」に影響を及ぼしていることがしっかりみえているのかもしれません。歯のケアは野球をやる上でたいへん重要と考えている今江選手は、現在噛《か》み合わせをしっかり調整したきれいな歯をもち、2か月に1度は歯科医の診療を受けているといいます。

スピードスケート ～田畑真紀選手～
自転車競技にチャレンジして感じたスポーツスプリントの効用

共通点の多いスピードスケートと自転車競技

１９９４年のリレハンメルから２０１４年のソチまで、過去5度の冬季オリンピックに出場した女子スピードスケートの田畑真紀選手。

短距離から長距離までこなすオールラウンダーとして活躍し、２０１０年のバンクーバーオリンピックでは女子チームパシュート（団体追抜）で小平奈緒選手、穂積雅子選手とともに日本女子スピードスケート史上初となる銀メダルを獲得しました。

さらに、ソチオリンピック後も現役続行を宣言しています。

世界の強さを肌で感じてきた田畑選手は、いままでもっともっと強くなりたいという思いでチャレンジを続けてきました。バンクーバー大会終了後には、出身地北海道の高校の先輩でもあった元スピードスケート選手橋本聖子氏（現参議院議員）の後を追いかけるように自転車競技に取り組みました。日本自転車競技連盟が呼びかけた女子トラックレース新規発掘プロジェクトの強化指定選手となって、２０１２年の夏のロンドンオリンピック出場をめざすことになったのです。

スピードスケートと自転車は使う筋肉が同じだといわれます。また、スピードスケートの選手は夏場は自転車で筋力や心肺機能を高

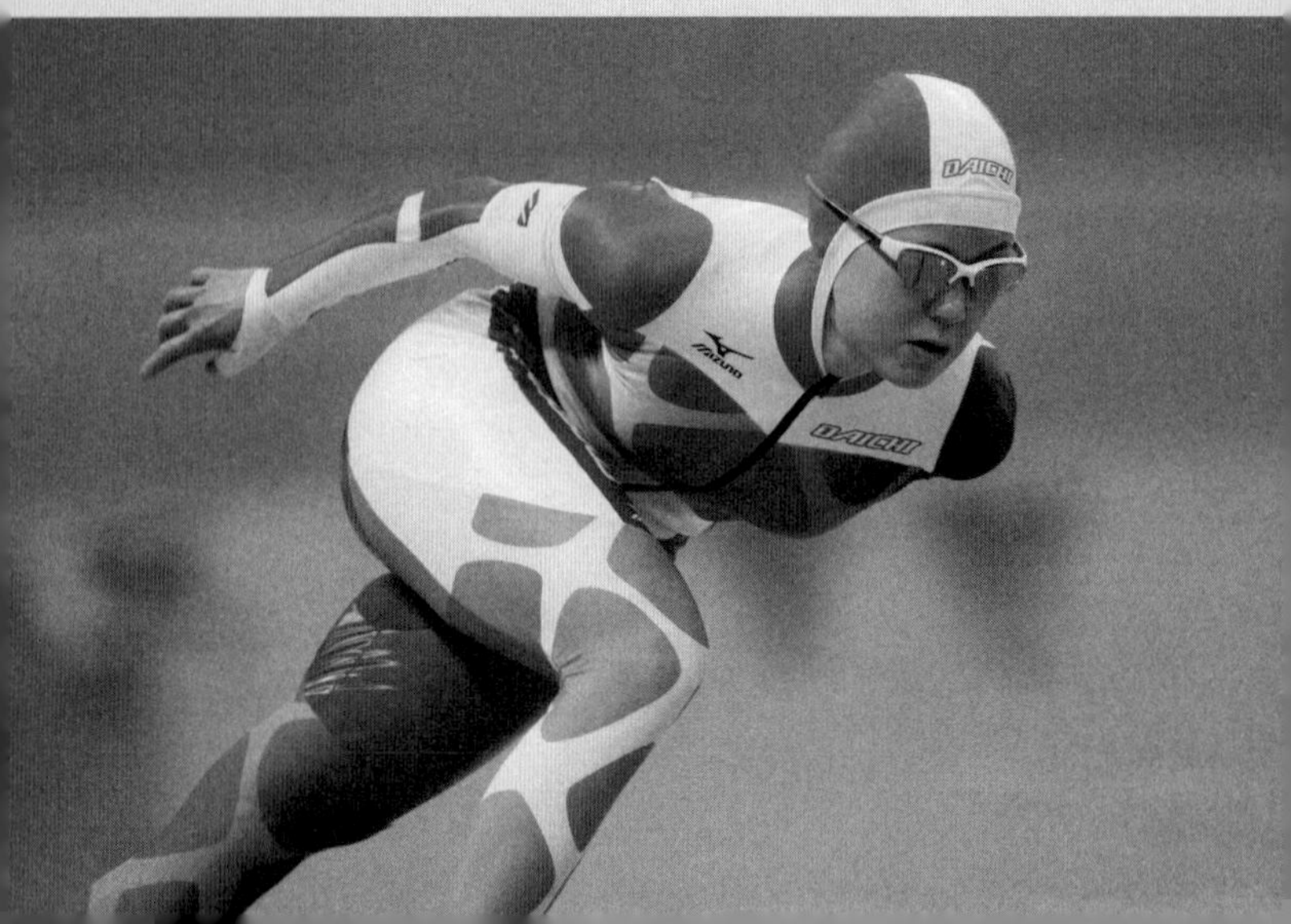

めるトレーニングをしています。体を斜めに倒してコーナーを回るバランス感覚などには共通する点もあるのではないでしょうか。

結果的に、田畑選手はロンドン大会には出場できなかったのですが、2010年10月の全日本自転車競技選手権大会では3㎞個人追抜で優勝、また2012年アジア自転車競技選手権大会では同競技で優勝など、その適応能力の高さと、非凡な身体能力を遺憾なく発揮してきました。

口腔の状態を競技のためにベストに保つ

こどものときに上あごの八重歯を2本抜いたことにより少し受け口になったのではないかという田畑選手は、歯や噛《か》み合わせについてこういいます。

「歯並びについては矯正をするほどではないと歯科医からいわれてはいましたが、スポーツ競技には噛み合わせが大事なのではないかとずっと考えてきました。噛み合わせをよくすればもっといい成績がとれるようになるのではという期待をもっていましたね」

しかし、実際のところは噛み合わせの治療よりも前に、虫歯の治療で何度も苦労してきたといいます。「シーズン中に歯が痛くなったことがあるのですが、これには困りました。試合に集中できないのです。歯痛はスポーツ選手にとって最悪の事態」

自転車競技から再びスピードスケートに戻ったとき、歯の診察を受けたところ12か所の虫歯がみつかって驚いたこともあったといいます。自転車競技では、いったん自転車に乗って練習を始めると長時間になるため常に栄養補給をする必要があります。そのため、栄養ドリンクやゼリーなどを口にしていることが多いのです。これが、虫歯をつくってしまった原因の一端になったのでしょう。

さらに、歯の根元に小さな膿の病巣ができたこともあります。X線写真をみたとき、そこは最悪の状態でした。普通なら抜歯されてもいたしかたないケースだと思いましたが、現役の選手ということもあり、少しでも歯根膜《しこんまく》を残して歯が機能するようにと思い、その歯を一度抜いて歯の根の治療をする再植手術を行いました。この再植手術とは、何かにぶつかったりして抜けてしまった歯や、歯の根にひびが入ってしまってそのままでは治療できないときに、その歯を一度抜いて口の外で治療し、再びもとの歯茎に戻す手術です。成功すれば歯根膜が機能して再び歯の機能を取り戻すことができます。

田畑選手の歯は、再植手術を受けた歯を含め、いまのところ大変よい状態を保っています。さまざまな経験が歯の大切さを教えてくれたのかもしれません。いまでは普段から歯磨きの励行や歯間ブラシなどを活用してしっかり歯をケアするとともに、年に数回は歯科検診を受けています。

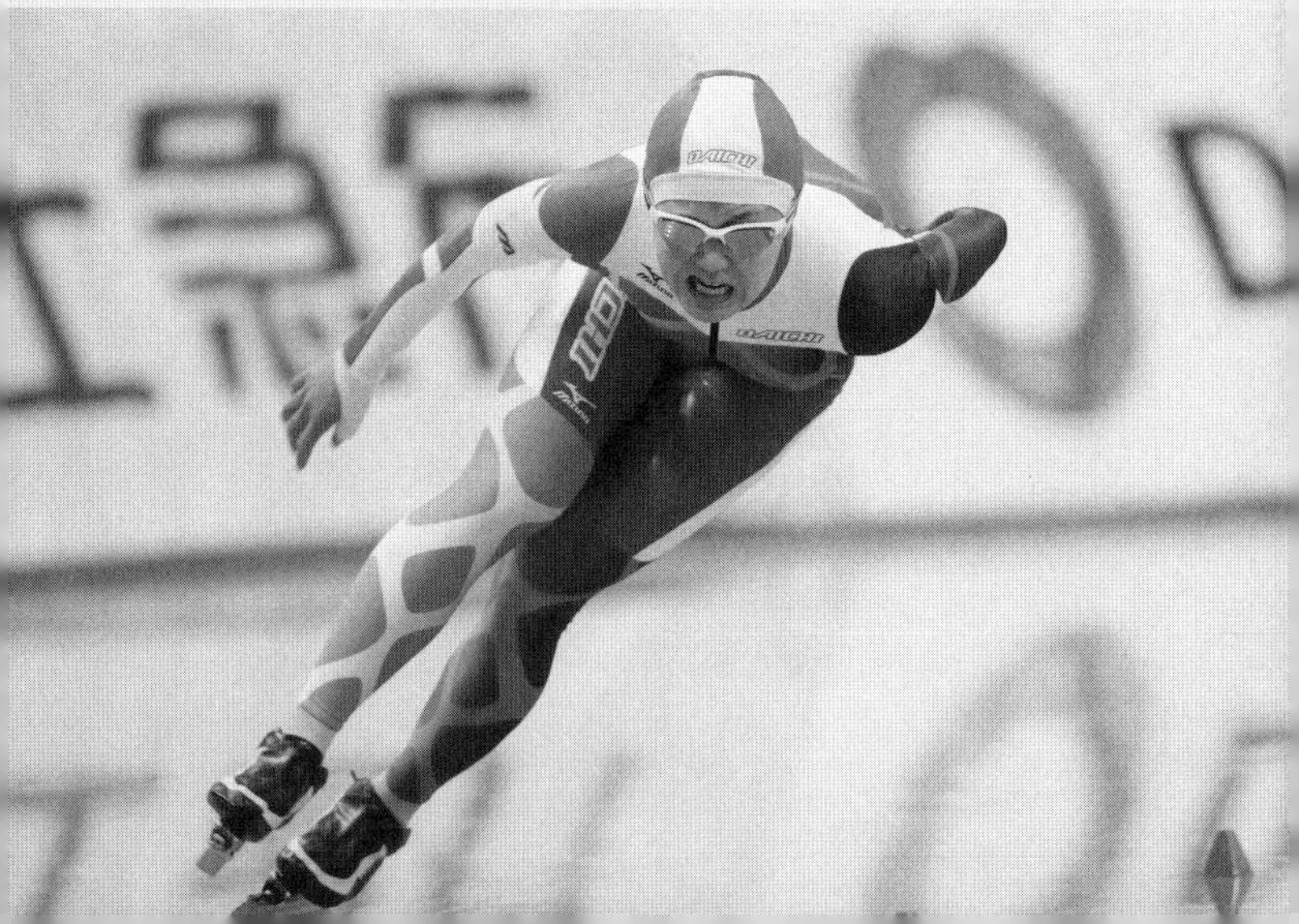

恐怖心を取り去ったスポーツスプリントの効果

3年ほど前、自転車競技をしているとき、試合中に装着するスポーツスプリントを作ることを提案し、上の歯用と下の歯用の2つを作ってみました。

田畑選手は、スポーツスプリントは強く噛《か》みしめて踏ん張るときに力が出るなどの効果が現れるものと考えていたようです。自転車のペダルを踏むときに、なんらかの働きをしてくれるのではと期待していたといいます。

ところが、自転車の試合に試しにスポーツスプリントを装着して出たとき、田畑選手は不思議なことに気が付いたといいます。

「自転車は初心者ですから、毎回の試合では練習どおりの力が出せるだろうかと、スケートのスタート時とは違うものすごい緊張と不安に襲われていました」。ガチガチになることも珍しいことではなかったのです。「試合に入ってしまえば忘れるのですが、スタート時にうまく集中できないこともありました。そうした状況を小さなスポーツスプリントが変えてくれたのです」

スポーツスプリントをはめると不安感が消えて、いつも通りスタートできるという安心した気持ちになり、競技に集中できるようになったのです。

本人の分析によると、「スポーツスプリントの装着でからだ全体に〝力が出せるという確信〟がみなぎり、挑戦するぞという感覚が生まれてきて、それがメンタル面も落ち着かせてくれたのではないかと考えています。からだとメンタルの均衡がとれ、からだ全体の〝バランス〟もよくなったことで心身がひとつになり、試合に向けて〝整う〟感じがしました」といいます。

全身の一体感のようなものが生まれる感覚

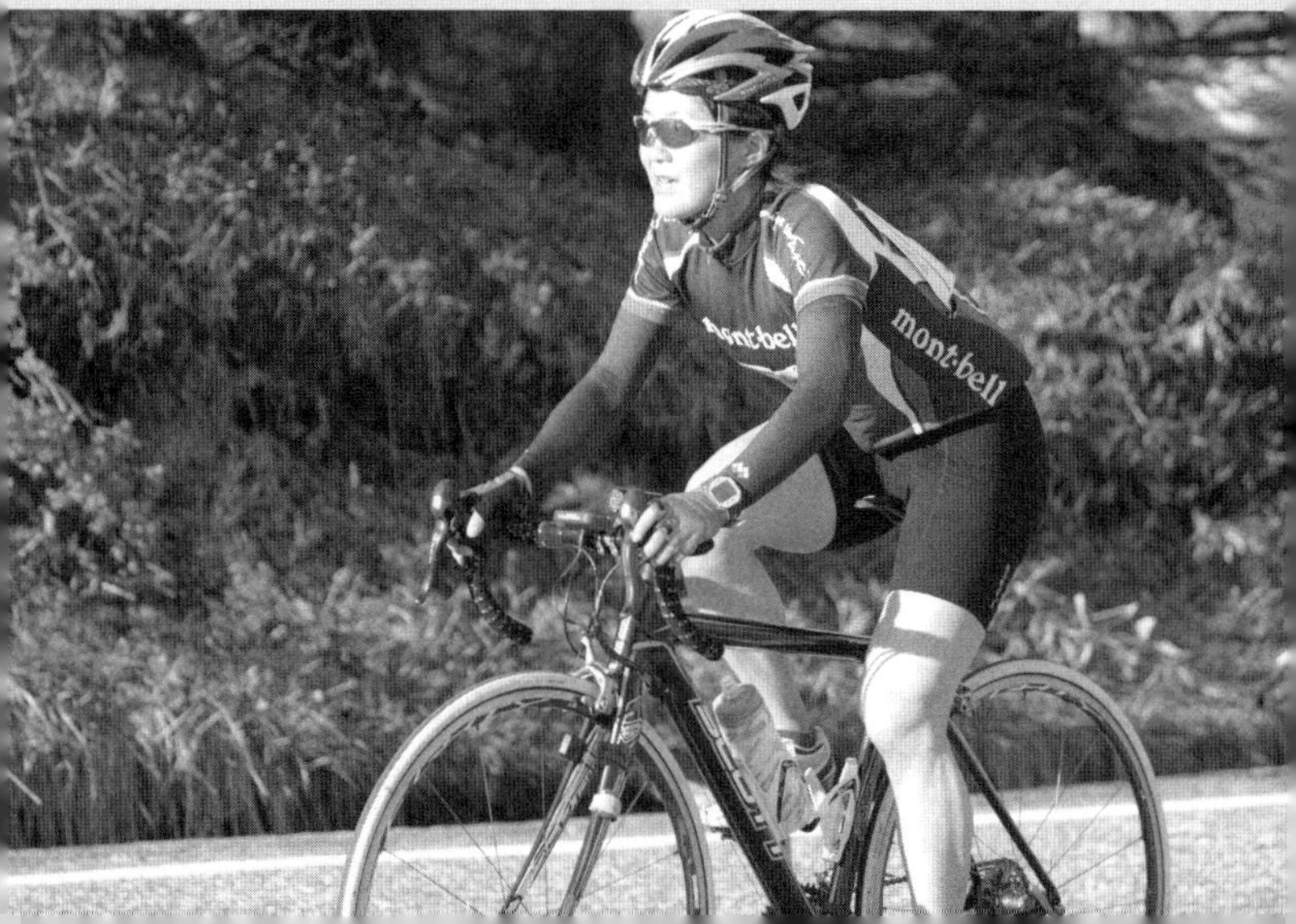

があったのでしょう。はじめに考えていたスポーツスプリントの噛みしめによる効果だけではない、何か別な不思議なものを感じとっているのです。こうして、自転車競技では2011年ワールドカップ、世界選手権大会などでスポーツスプリントをうまく活用して、試合前の恐怖心を克服してきました。田畑選手のケースは、スポーツスプリントがスポーツ選手のからだと心に大きな効用があるという可能性を示すいい例といえるでしょう。

歯や噛み合わせの良しあしは、スポーツ選手にとって試合の〝最後の最後に効いてくる〟ものと考えていると田畑選手はいいます。

「ソチオリンピックでは、優勝したロシアの女子スピードスケート選手がマウスガードを着けていた姿を目の当たりにしました。これからはスケート競技にもスポーツスプリントをうまく活用できないかチャレンジをしようと考えています」

第5章

噛むことで
脳はめざめる?

第5章のポイント

歯は脳の一部であり、歯根膜《しこんまく》の働きは非常に大きい

うまく噛《か》めないと、脳に情報が伝わらなくなる

入れ歯をしていないと、認知症が進む可能性もある

歯はそろっていても噛めない高齢者

この章では、噛《か》むことと脳の機能や活動との関係について考えてみたいと思います。

脳と噛むことの関係を考えるとき、ある80代の女性を思い起こします。この女性はご主人といっしょに暮らしていたときは食事をきちんととることができ、自宅で元気にしておられましたが、ご主人が亡くなったことがきっかけで、すべてが変わってしまったようです。二人の生活から一人だけの生活となり、気力がなくなってしまったのでしょう。82歳で老人介護施設に入ることになりました。施設では特別することもなく、寝たきりではないものの、ベッドの上で過ごすことが多くなってしまいました。そして半年も経たないうちに、口からうまく食べられなくなり、歯科の診察を受けることになったのです。

彼女の口のなかを診察して驚いたのは、歯がとてもしっかり残っていることでした。21本以上あったかと記憶しています。本来はしっかり噛める歯です。いったいなにが起こっていたのでしょうか。

まず考えられるのは脳の活動量の低下です。今日はこれをやろう、明日はあれをやろうという日々の暮らしの目標や刺激を奪われた結果、前頭葉や海馬などによる判断や思考の活動量が極度に落ち込んだと思われます。そしてそれは、脳から咀嚼筋《そしゃくきん》への「噛みなさい」という指令も低下させてしまったのです。脳から弱い指令しか届かず、口が開かなくなってしまったのです。

こうした状況がきっかけで認知症につながる可能性は十分考えられます。さらに、脳の活動が低下すると、噛む、咀嚼する、話すといった口腔《こうくう》の機能まで低下し、最終的には生きる力が弱くなってしまうのです。

この80代の女性の場合、彼女の介護を担当している人にできるだけ噛むことを大事にしてほしいことを伝え、ガムを噛むのもよいとアドバイスしました。また、メンタル面のサポートの重要性も指摘しました。噛むことと精神面の活動性を取り戻すことで脳の活動を活発にし、毎日の生活が前向きとなり、噛む力が戻ってくることが期待できるのではないかと考えたのです。

歯は脳の一部である

噛《か》むことによって、脳は刺激を受け続けます。歯と脳は一体で動いており、〝歯は脳の一部〟であるといっても過言ではないのです。脳の機能や活動量が落ちると、噛む力や感覚は自然に弱くなり、逆に、しっかり噛んだり十分に咀嚼《そしゃく》する回数を確保すると、脳の活動や機能は活性化される可能性があります。

実際に、こうした噛むことと脳の活動との関係をMRI（画像診断装置）を用いて調べた実験があります（**図16**参照）。被験者が最大に噛みしめたときの力を100％として、噛みしめの力を20％、50％、80％と上げていくと、それに呼応して前頭前野の脳の活性が増加していく様子が観察できました。また、図16の下のグラフですが、fNIRS（近赤外脳機能計測法）を使ってやはり噛みしめの力を20％、50％、80％と上げていくと、それに呼応して脳の血流が増加します。これは噛みしめれば噛みしめるほど、図16が示すようにより多く脳に血液が流れて、一時的ではあっても脳の活動が活性化していることを示します。この反応は、強く噛みしめるほど身体機能や運動機能に大きな影響を及ぼすというメカニズムの可能性を示しており、脳の健康維持における正しい噛み合わせでしっかり噛むことの重要性を示唆しているものといえるでしょう。

　総入れ歯の状態になると、健康な歯がそろった状態に比べて、脳の細胞活性はおよそ半分に低下することもわかっています。これは歯《し》根膜《こんまく》につながる神経刺激が

図16●噛みしめ力の違いが脳活性に及ぼす影響

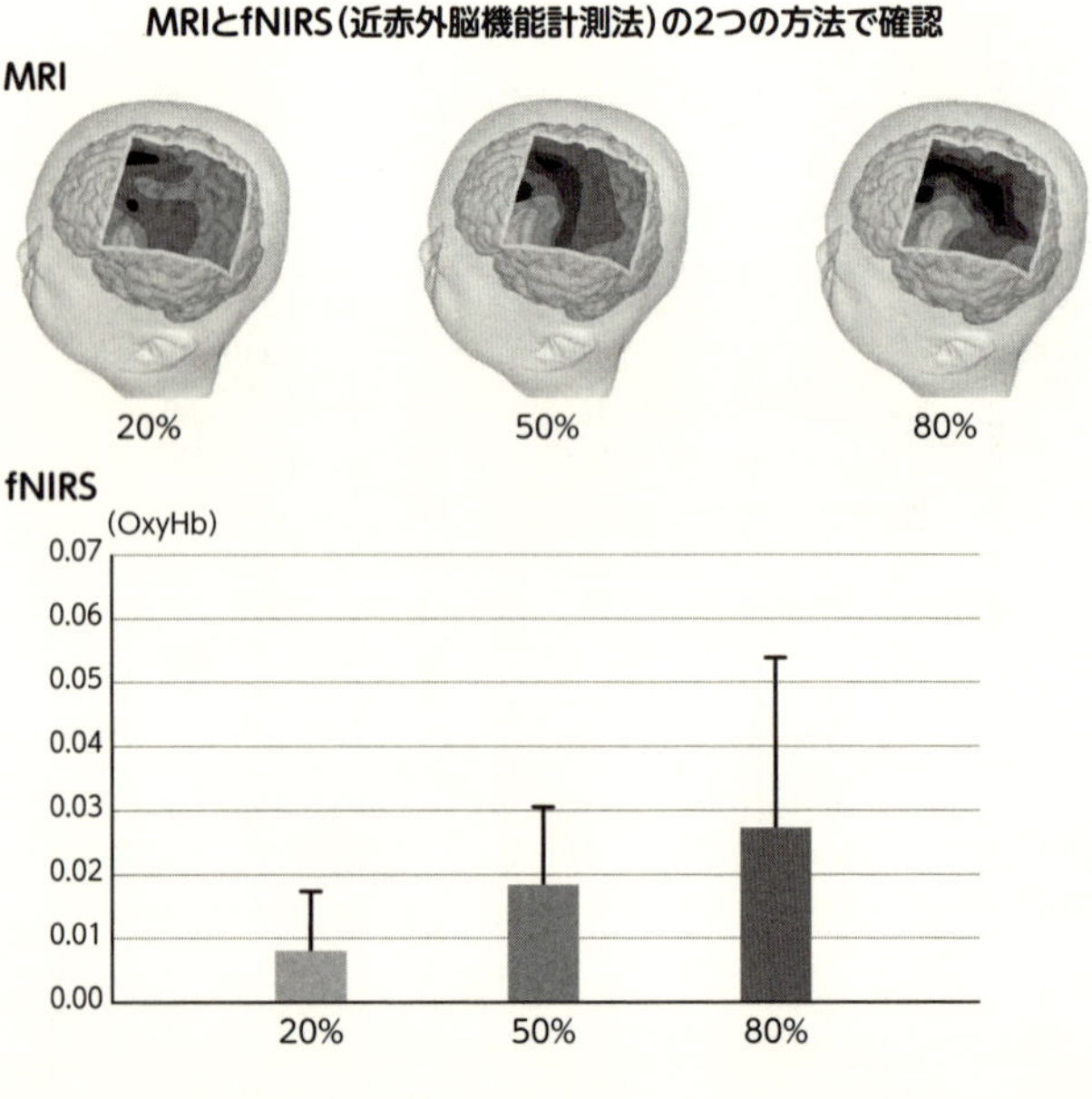

MRIとfNIRS（近赤外脳機能計測法）の2つの方法で確認

なくなってしまうことが理由として考えられます。脳と直接つながった歯根膜の役割の重要性がここでも明らかです。

歯根膜には脳からの神経がはりめぐらされている

これまで何度か歯《し》根《こん》膜《まく》という言葉が出てきましたが、ここで詳しく説明しておきましょう。

歯根膜とは、歯の根の周りにクッションのように存在する膜のことです。厚さは、およそ0・2㎜という非常に薄い膜で、歯が直立できるように歯の根に繊維状に付いています（**図17**参照）。

図17●センサーの働きをする歯根膜

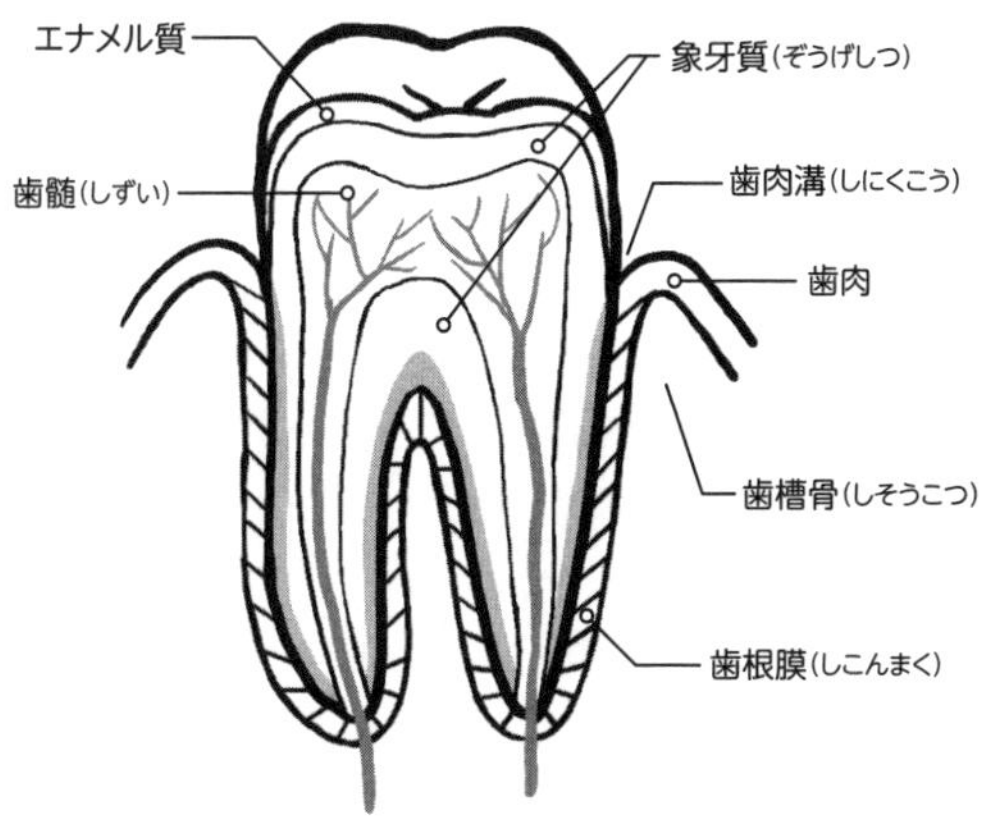

髪の毛のようなわずかな厚みの物でも、噛んだらそれとわかるのは、実はこの歯根膜にはりめぐらされた神経の繊細で鋭い感覚機能のおかげです。歯根膜は触覚や圧力の感覚、痛覚、咀嚼《そしやく》固有の感覚を感じることができ、食べ物がどれくらいの硬さなのかとか、唾液は十分かなどの情報を、ストレートに脳に伝えます。

また歯根膜は歯ぐきなど歯周組織と呼ばれるところに栄養を供給するなど、極めて重要な働きもしています。

図18● 歯と目につながる三叉神経

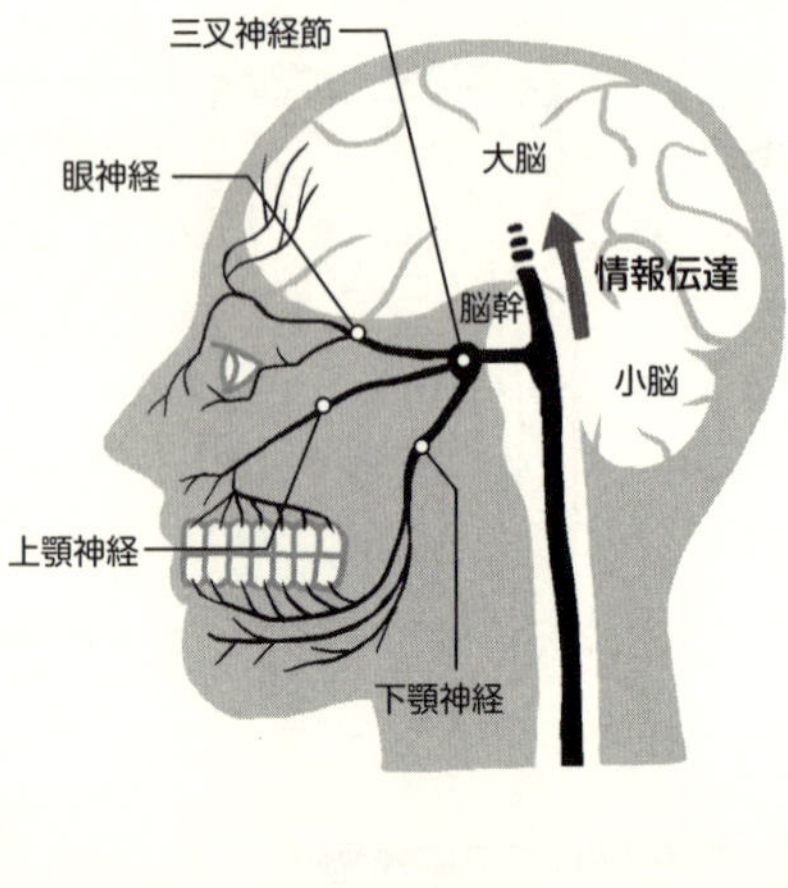

脳とつながるもっとも太い神経のパイプ、三叉神経は三叉神経節という場所で3つの枝に分かれます。1つは目に行き、あとの2つは上の歯と下の歯に行きます（**図18**参照）。そしてこの上下の歯へ向かった神経の末端は、歯のなかに入り

歯髄《しずい》となるものと、歯の根の先端部分の歯根膜にからみ込んでいくものがあります。

大きな虫歯の治療をしていると、医師が「このままだと保存できないので、神経を取りましょう」などということがありますが、それはこの三叉神経につながる歯髄のことを指しています。

歯根膜内にからみ込んだ神経には咀嚼運動にともなう重要な働きがあります。上下の歯を噛み合わせたとき、歯根膜があることでわずかながら、歯の動揺（生理的動揺）が生まれます。歯根膜というクッションがあるからこそ、そうした動揺が生まれるのですが、その動揺は接触した歯の面積に比例しており、これは圧力の情報として神経に伝わります。もし正しい噛み合わせで、十分な接触面積が維持されていれば、情報量がそれだけ多く脳へと伝わります。しかし、噛み合わせが悪く、点でしか噛めなかったり、歯が曲がっていてうまく噛めないということになれば、脳に伝わる情報量はそれだけ少なくなってしまいます。適切な脳への刺激を日々与えることができるかどうかは、噛み合わせの良しあしにもかかわっているのです。

噛む動作が脳をよみがえらせる

これまでは脳からの命令によって、咀嚼筋《そしゃくきん》が活動し咀嚼が始まると単純に考えられてきました。

しかし噛《か》むことと脳との間では、神経を介して複雑なやりとりを双方向で行っているという、新たな姿が明らかになりつつあります。

口のなかには多くの感覚センサーがあることをご存じでしょうか。

味を感じる「味覚センサー」、圧力や触覚を感じる「機械センサー」、温度を感じる「温度センサー」、痛みを感じる「侵害センサー」などです。センサーは唇や舌、粘膜、口蓋などにも存在しています。さきほどの歯にかかる圧力を感じる歯根膜《しこんまく》も、実はこうした口腔《こうくう》内のセンサーのひとつです。

これらの多くのセンサーからは情報伝達のための神経がつながっていますが、

これらの神経系もやがて束ねられて、もっとも太い神経パイプである三叉神経を通じて脳と直結しています。咀嚼運動をしているときは、歯根膜によって歯への圧力を伝えるだけでなく、舌や粘膜などに存在するあらゆる感覚センサーが感知する刺激を脳へと伝え続けているのです。

「噛みなさい」という指令が脳から発せられると、噛む動作が始まります。するとこの動作中に今度は逆に、感覚センサーから脳へと非常に多くの情報が戻っていきます。たとえば口のなかの物が安全なものかどうか、硬いか軟らかいか、熱いか冷たいかなどの報告がすぐに脳に届くのです。また、口の内側の粘膜や歯根膜にあるセンサーは、「食べ物が入って噛み出したよ」という情報を脳へと伝え、それによって脳は唾液を出しなさいという指令を出します。そして、唾液と食べ物が混ざっていくと、次に自然に飲み込む動作へとつながります。飲み込むのは自律神経系による反射運動ですが、「飲んでもいいよ」というのは脳が判断しています。このように、咀嚼運動は、口から脳、脳から口へという双方向の情報伝達のやりとりがあって、初めてうまくコントロールできるものなのです。噛むことで、脳には判断を迫られるさまざまな刺激が伝わり、これが脳の働き（たとえば感覚、運動の制御、記憶、感情など）を活性化させます。咀嚼運動は日頃から脳の〝訓練〟やリハビリテーションのような役割を担っているといえるのではないでしょうか。

噛む力と知的能力・学習成績の関係

それでは、よく噛《か》めることは知的能力とも関係するのでしょうか。噛むことで脳が活性化するのであれば、よく噛むことで学業の成績などもよくなるはずです。これまで述べてきたように、噛むことで脳は一時的に活性化されますが、それが知能や記憶能力の向上へとつながるかどうかは別の問題です。

こどもたちの噛む力（咬合《こうごう》力）と学習成績、記憶力などとの関係を調べたものがあります。このデータでは、しっかり噛ませることや噛む力の育成により、知能や認知能力を高められる可能性を報告しています（**図19**参照）。

こどもをもつ親たちには、成長期にしっかり噛むこと、そして虫歯対策、噛み合わせなど歯のケアをすることは、栄養をしっかりとるのと同じくらい大切であることを理解してほしいと思います。

軟食の時代だからこそ よく噛む工夫を

現代では、こどもも大人もハンバーグやスパゲッティ、カレーのような軟らかく調理された食べ物を好み、ポークソテーとか干物などの硬い料理はあまり人気がないようです。そのため、食事での咀嚼《そしゃく》回数が減

図19● 咬合力と知能テスト

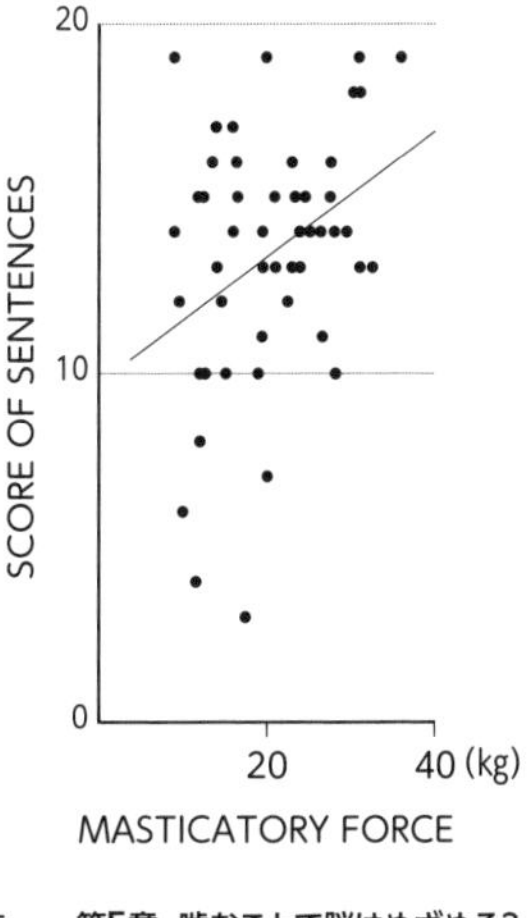

幼稚園児55名（5歳0か月～6歳2か月）の噛む力（第2臼歯の最大咬合力）を測定し知能テストとの相関を調べた研究例。縦軸は、知能テストとして実施された文章を復唱できる能力を調べたスコア、横軸は噛む力（kg）。噛む力が大きいほど知能テストの成績が高いという相関がみられる。

出典：船越正也ほか. 咬合力と知能テストの関連性について, 岐歯学誌, 15, 392-398, 1988.

り、咀嚼能力が低下しつつあるといわれています。

また、肥満体質の人を観察すると、食べ物を噛《か》む回数が極端に少なく、口に入れて2、3度噛むと、すぐに飲み込んでいることに気づきます。噛まないことが肥満の原因になっているのではないかと思われます。

さらに、硬いものを噛まないことであごの骨が十分に発育せず、その結果歯が収まるスペースが狭くなり、歯並びが悪くなると指摘されています。歯並びの治療、いわゆる矯正治療は見た目を美しくするという目的だけでなく、噛み合わせをよくしてきちんと栄養をとるとともに、脳やからだへいい刺激をもたらすという目的も考えるべきです。

こどもたちの健康を考えるとき、食事ではちょっとした工夫で噛む回数を増やすことができます。ハンバーグとフランスパンで噛む回数を調べてみると、フランスパンはハンバーグを食べるときの3倍噛んでいることがわかります（**表12**参照）。

加工食品ではなく、素材がわかる食べ物をとること、たとえばりんごジュース

表12 ● 食べ物による噛む回数

噛む回数	ご飯・めん・パン	野菜料理	卵・乳料理 肉料理	練り製品料理 豆料理 芋料理	魚料理	くだもの	菓子
〜10							プリン 8
〜20	そば 15						
〜30	マグロずし 26		カレーライス 23	コロッケ 25			大福 27
〜40			ハンバーグ 36				
〜50			プロセスチーズ 47		エビフライ 46		
〜60		きゅうり(スティック) 53					
〜70				五目豆 62			
〜80				かまぼこ 75		りんご(皮つき) 74	
〜90		刻みキャベツ 82			ヤリイカの刺し身 80		
〜100		にんじん(スティック) 100					かりんとう 98
100以上	フランスパン 108				イリコアーモンド 157 いわしみりん干し 328		せんべい 162 ガム 550

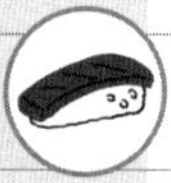

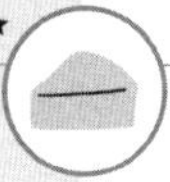

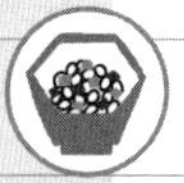

※ガムは1枚(3g)を味がなくなって捨てるまでの噛んだ回数
※咀嚼回数…可食部(食べることが可能な部分)10g当たりの回数

出典:日本チューインガム協会ホームページ「咀嚼回数ガイド」より一部抜粋

よりりんごそのものをとるほうが自然に噛むことが身につきます。また食物繊維を豊富に含む野菜を中心とした料理は噛む回数を増やす料理となります。一般的に伝統的な和食は、噛むことを考えたとき非常に優れた料理といえるでしょう。

またおやつも、せんべいやかりんとうなど噛みごたえのあるものにするとよいでしょう。もちろんガムでもよく、虫歯にならないガムなどをうまく使えば、日頃の噛む回数を増やす有効な手段となります。ガムは1枚でおよそ550回咀嚼するといいます。

咀嚼システムの発達過程で、こどもの頃から栄養価が高いファストフードなど、軟らかいものをあまり噛まないで食べて成長したこどもたちが、スポーツをより楽しもうと少しでも高い技術を得るためにトレーニングしたとしても、トップに通じるレベルには達しないといわれています。さらに、咀嚼システムの発達は、全身の生体（運動）機能システムにも強い影響を与えて、バランスのとれた発達をとげるともいわれています。こどもの頃から正しい咀嚼システムの育成と同時に全身の生体（運動）機能システムの育成をすることこそ、成長の基本と考えなくてはならないのです。

歯の喪失と認知症との深い関係

高齢者の場合、歯をなくすと情緒や好奇心、自主性さえもが次第になくなっていく傾向にあることが知られています。これらは、やがて認知症の発症へとつながるものなのでしょうか。そういう視点から、歯の状態や咀嚼《そしゃく》能力と認知症発症との関係を探る研究は、これまでいくつかの研究機関で実施されてきました。

渡邉誠教授（当時）を中心とした東北大学の研究グループが仙台に住む70歳以上の1167人を調べた研究報告があります。

心身ともに健康な652人には平均14・9本の歯がありましたが、認知症の疑いありと判断された55人を調べてみると、残っている歯の平均は9・4本でした。歯の数と認知症との関連が強く疑われる結果です。

さらに脳の画像診断装置（MRI）を用いて約200人を調べてみると、残っている歯の数が少ない人ほど、脳の記憶、学習を担う海馬の付近と意思や思考などと関連する前頭葉の容積が明らかに減少していることもつきとめました。

また厚生労働省の研究として、歯の数と認知症の発症との関係を4年間にわたり追跡した調査もあります（平成22年度厚生労働科学研究　日本福祉大学・近藤克則教授、神奈川歯科大学・山本龍生准教授ら）。

愛知県の健康な65歳、4425人について4年間にわたり、認知症の認定を受けたか否かを調べました。その結果、歯が20本以上残っている人の発症率は2・8％。歯がほとんどなく、しかも入れ歯を使用していない人の発症率は11・4％でした。この数字に肥満度、疾病の有無、運動習慣の有無などの調整を加え比較したところ、入れ歯を使用していないグループは、20本以上残っているグループに比べ1・9倍も認知症の発症リスクが高かったと報告しています。ちなみに歯がほとんどなく入れ歯を使用している人は、この中間の値（7・3％）でした。

これも、歯の数が減り、噛む力を失うことが認知症発症の引き金になるのではないかという疑いを感じさせるデータでした。

認知症のうちでもっとも割合が高いアルツハイマー型認知症は、現在その原因も症状進行のメカニズムも十分につきとめられてはいません。また治癒につながる薬や治療法も確立しているわけではありません。したがって認知症の発症と咀嚼能力との関係は、ひとつの考え方を示したという段階に過ぎないのかもしれません。しかし、いくつかの報告は、自分の歯で噛むことは、脳の健康を守ることにつながるということを強く示唆しているといえるでしょう。

入れ歯によって咀嚼活動の50〜60%は回復できる

歯をなくすことで始まる悪い循環があります。歯をなくすと当然食べ物がよく噛《か》めなくなるので、軟らかい物ばかりとるようになります。栄養も十分とれなくなり、脳への刺激も減ることで、からだ全体が調子を崩して生きる意欲もなくなっていきます。そうすると口のなかは次第に不潔になっていき、虫歯や歯周病がさらに進行します。そしてこれがまた歯を奪っていきます（**図20**参照）。

この負の循環は、高齢者のからだの機能低下や認知症の進行を早めていると考えられます。

こういう悪循環に陥って病気になってしまった場合、その病気を治すことは当然ですが、それとともに行わなければならないのは口腔《こうくう》ケア、つまり口のなかを噛める環境にしてあげることです。

たとえ自分の歯がなくなっても、正しい入れ歯をきちんと装着することで、自分の歯があるときの咀嚼《そしゃく》活動の50～60％ほどは確実に回復できます。そして口のなかをよく噛める環境にすると、次のようなメリットをもたらします。

①虫歯や歯周病の予防を図る
②唾液の分泌を促し、細菌の繁殖を抑える（口臭がなくなる）
③口の細菌が気管へと入る誤嚥《ごえん》性肺炎を予防する
④自分で歯を磨くことで自立を促す（介護者の負担が減る）
⑤食べる楽しみを取り戻せる
⑥体力維持を推進する

図20●からだの機能低下を促す悪循環

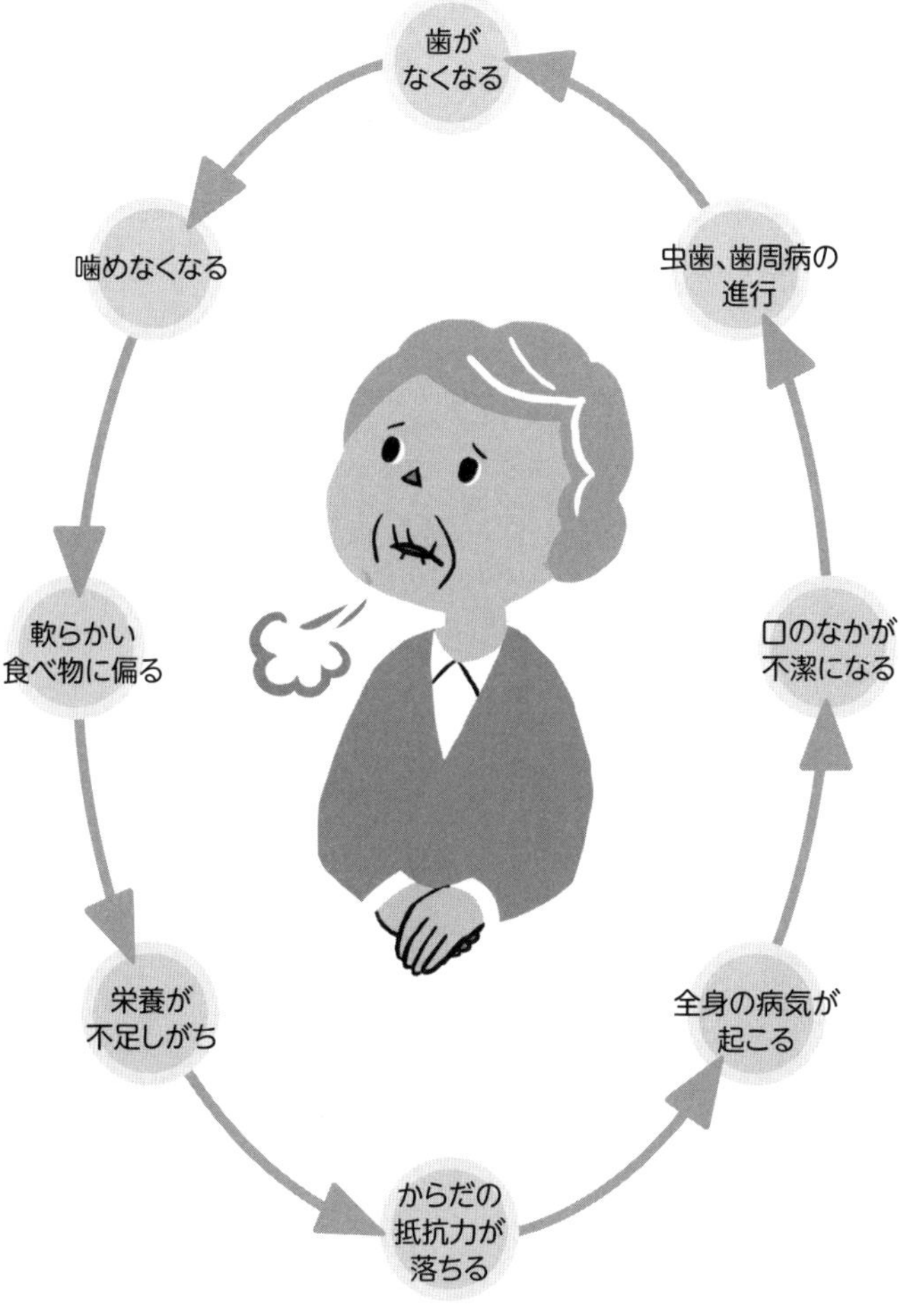

⑦自尊心の復活と意欲の向上を図る
⑧脳の活性化につながる
病気をもった高齢者に対して、こうした口腔ケアを行い、噛むことを取り戻させることは最高のリハビリテーションといえるのではないでしょうか。
噛むことを取り戻すためには、少なくとも1日3回の歯磨きを行い、硬い物をよく噛んで食べる、ゆっくり食べる習慣をつけるようにします。いずれも歯や歯肉への刺激、また脳への刺激があり、からだの活性化やストレス解消にもつながるでしょう。若い人なら、ダイエットにもなります。

コラム

〝噛むレシピ〟を上手に活用しよう!

日本歯科医師会が運営するウェブサイト「歯とお口のことなら何でもわかるテーマパーク8020《ハチマルニイマル》」では「かむ!カム!レシピ」の名前で季節ごとの

歯ごたえある料理を紹介しています。噛《か》む回数が白米より多い玄米に、さらに歯ごたえがあるタコを合わせて食べるご飯料理や、フランスパンにチーズとバジルをのせるだけというタルティーヌなど、簡単で作ってみたくなる料理が紹介されています。

噛むことはとても安上がりな健康法です。日頃の食事で、ちょっと噛むことを意識して料理をすれば、からだと脳の健康維持にとてもよい効果をもたらします。

日本歯科医師会ホームページ
「歯とお口のことなら何でもわかるテーマパーク8020」
http://www.jda.or.jp/park/

第6章

アクティブかむかむ
ウオーキングで
健康長寿

第6章のポイント

まずはアクティブウオーキング（速歩）をマスターしよう

〝かむかむピッピッ！〟のリズムでガムを噛《か》みながら歩いてみる

寝たきりの高齢者も噛める力がつくと気力がわいてくる

噛んで歩く！「アクティブかむかむウオーキング」の試み

数々の噛《か》む効用をお話ししてきました。ここからはスポーツに限らずに、わたしたちの暮らしにそれらの効用をどう活かしていけばいいのか、今後の展望も含め考えてみましょう。

噛むことを意識した、ユニークな健康イベントがあります。「アクティブかむかむウオーキング」（主催・ＮＨＫエデュケーショナル、共催・健康体力づくり事業財団、後援・厚生労働省、日本医師会、日本歯科医師会他、特別協賛・ロッテ）です。

２０１３年11月に第１回大会が千葉県立幕張海浜公園で開催されました。この事業に日本スポーツ歯科医学会やわたしたちの研究室などが、企画の段階からスポーツ歯科の立場で参画しています。

このイベントのねらいは、日常生活で運動習慣にしたい「速歩」＝「アクティブウオーキング」にガム咀嚼《そしゃく》をプラスしてからだの筋肉に刺激を与え、速歩の効

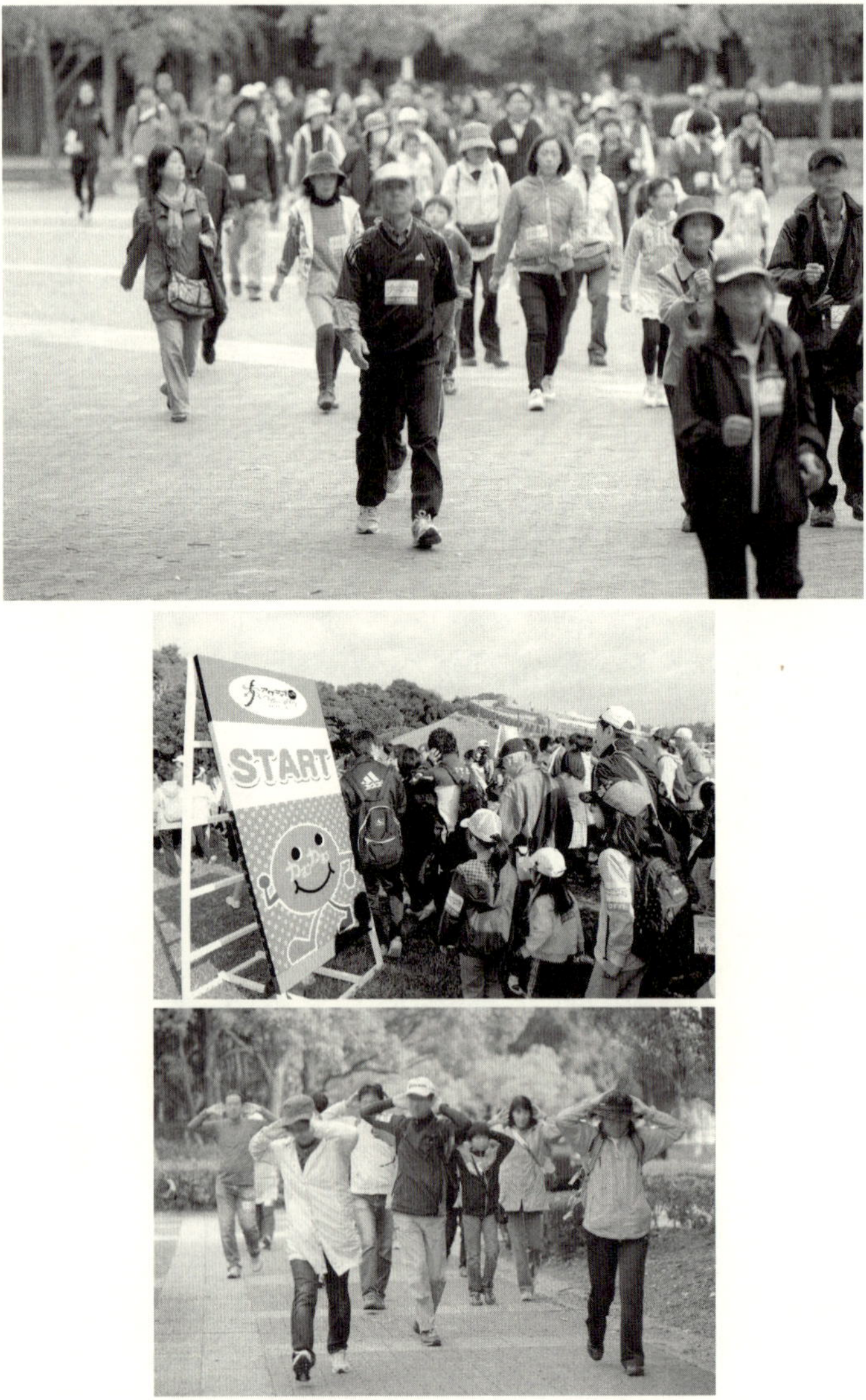

アクティブかむかむウオーキング in 千葉県立幕張海浜公園(2013年11月)　©NHKエデュケーショナル

果をもっと高めようというものです。「アクティブかむかむウオーキング」は誰でもできる、とても効果的な健康増進策です。

生活習慣病に抜群の予防改善効果がある〝アクティブウオーキング〟

生活が便利になったということでしょうか、いま世界中で運動不足が懸念されています。ある報告によると世界の全死亡数の9・4％は身体活動不足が原因であり、その影響の大きさは肥満や喫煙にも匹敵するものになっているといいます。

そこで中高年の健康対策として、専門家が注目しているのがウオーキングです。

たかがウオーキングと思う人も多いでしょうが、実は中高年の健康対策として、いま世界中の研究者が注目しているのが、この「速歩＝アクティブウオーキング（あるいはスピードウオーキング）」なのです。糖尿病や高血圧症などのいわゆる生活習慣病やロコモティブシンドローム（運動器症候群）と呼ばれる骨や関節の機能低下による要介護リスクの高い状態、そして認知症に対しても処方される薬と同じように重要な対策であることが指摘されるようになってきました。ただし、ただ歩けばいいというものではなく疾病に合わせて、また年齢も考慮して正しいフォームで行うことが推奨されています。

まずは184ページのステップ1のように「基本ウオーキング」をマスターすることから始まります。

基本ウオーキングができるようになったら、いよいよ歩行スピードを上げていきます。普通に歩くスピードは時速4㎞程度ですが、最終目標としては時速6～7㎞くらいをめざします。アクティブウオーキングはからだへの負担が少ない軽い運動ですが、心拍数も上がる本格的なエアロビクス運動といえるものです。有酸素運動としての効果が十分あるので、エネルギー消費は1・5～2倍に高まります。日常生活では1日に合わせて15～20分程度のアクティブウオーキングを取り入れることが望ましいでしょう。生活習慣病の予防効果とともに、全身の筋肉の強化が図れることで体力の向上も期待できます。健康だけでなく筋肉が引き締まり、若々しいからだとプロポーションを維持するのにも役立つでしょう。

〝かむかむピッピッ!〟のリズムで

いいことずくめのアクティブウオーキングのテンポに「かむかむ」というガムの咀嚼《そしゃく》のリズムを合わせてみてください。たとえば〝かむかむピッピッ!〟のリズムにのせ、かむかむでガムを噛《か》み、ピッピッ!のときには腕を後ろに振ってみてはいかがでしょうか。噛むこととからだを動かすことの連動を意識して歩くことができるでしょう。ただし、これは自分のリズムですから、自分で工夫して噛むこととウオーキングのペースを作ってもかまいません。

「アクティブかむかむウオーキング」では咀嚼をしっかり行うことで、からだのバランス能力を向上させることやからだの筋肉の活動性を高めることなどが期待できます。

「アクティブかむかむウオーキング」参加者はどういう印象をもったでしょうか。

アクティブかむかむウオーキングにトライしてみよう!

ステップ1 「基本ウオーキング」をマスターする

正しい歩き方に近づけるために、次の4つのポイントを意識することが大切です。この歩き方をマスターすれば胸、腰、脚などの筋肉が自然ときたえられ、引き締まった美しいからだ作りにつながります。

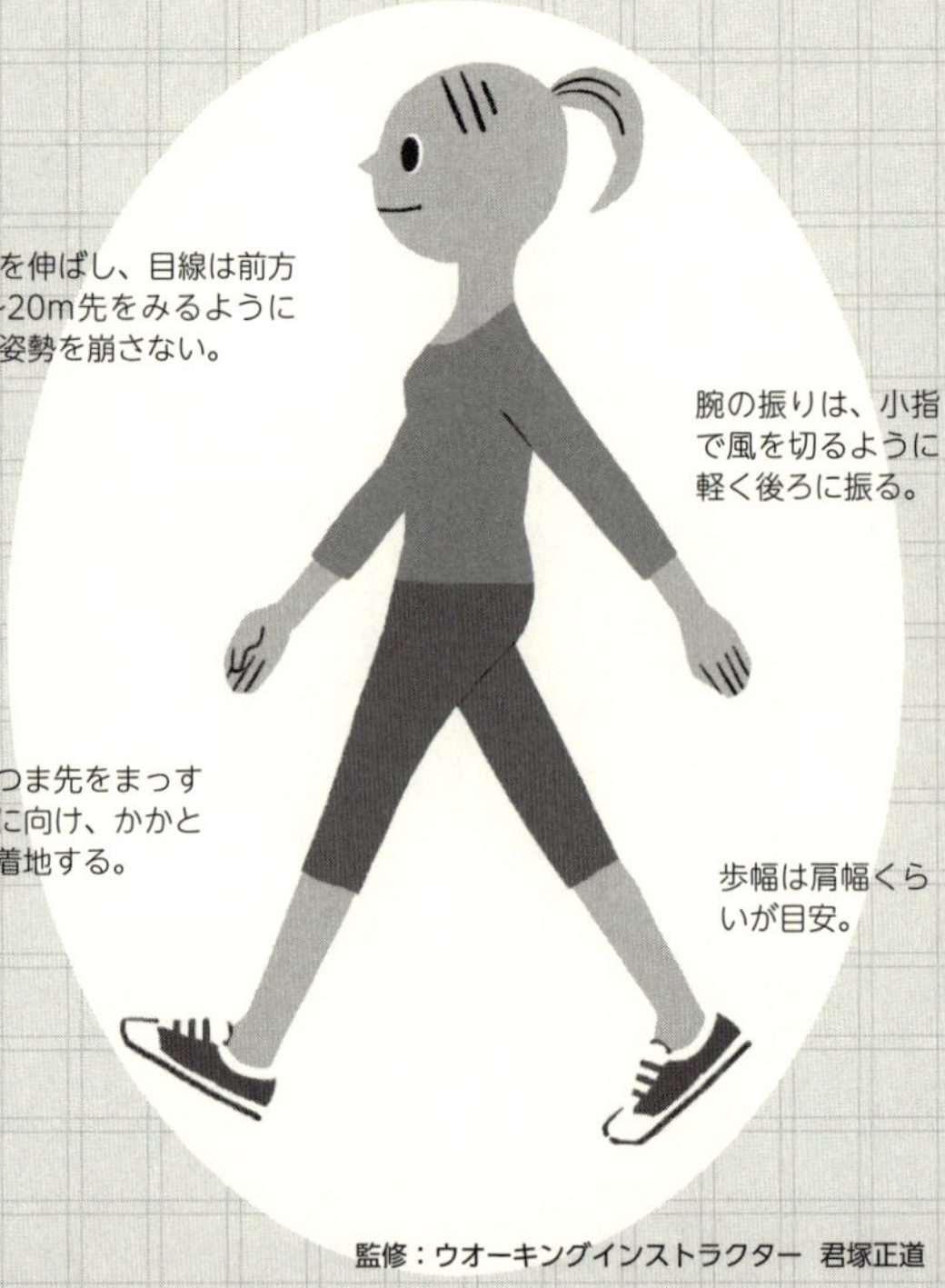

背筋を伸ばし、目線は前方10〜20m先をみるようにして姿勢を崩さない。
腕の振りは、小指で風を切るように軽く後ろに振る。
足はつま先をまっすぐ前に向け、かかとから着地する。
歩幅は肩幅くらいが目安。

監修：ウオーキングインストラクター　君塚正道

ステップ2

「アクティブウオーキング（=速歩）」に近づける

基本ウオーキングのまま、歩行速度を少しずつ上げていきましょう。全身運動となり、有酸素運動性が高まることで生活習慣病の予防や改善など大きな健康効果が期待できます。

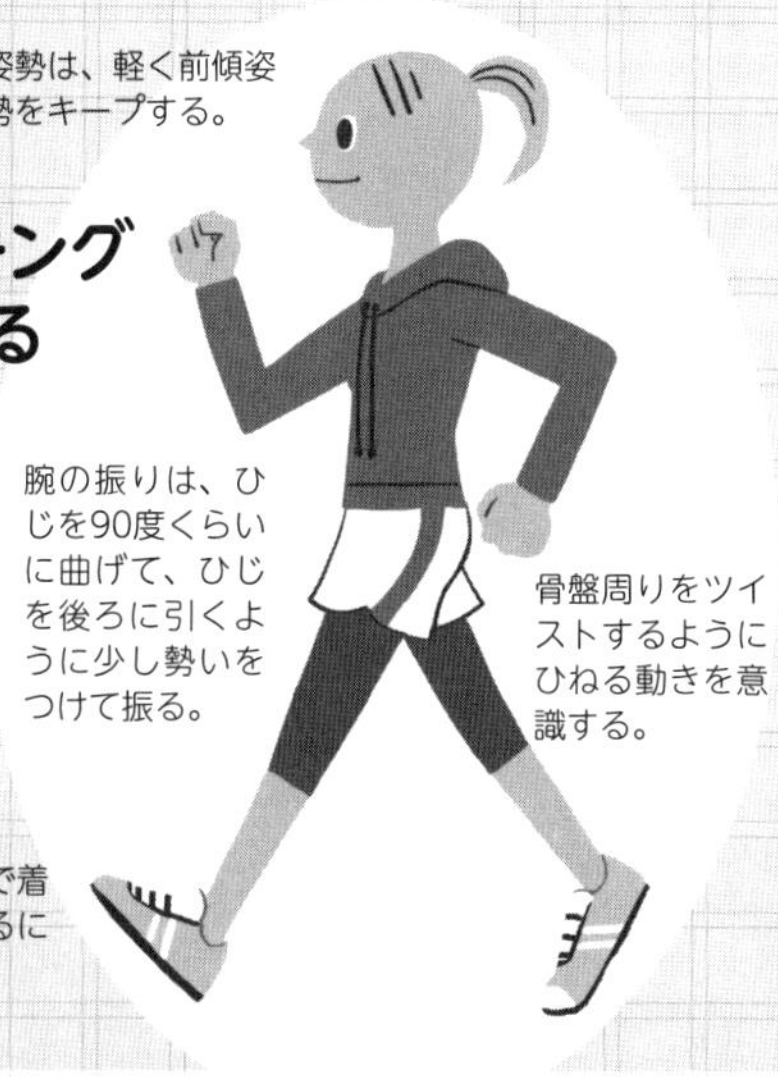
姿勢は、軽く前傾姿勢をキープする。
腕の振りは、ひじを90度くらいに曲げて、ひじを後ろに引くように少し勢いをつけて振る。
骨盤周りをツイストするようにひねる動きを意識する。
足は、ひざが伸びた状態で着地する。歩行速度が上がるにつれ歩幅は広くなる。

慣れないうちは時速5km程度、2秒間に3歩の速度で行いましょう。慣れてきたら時速6〜7kmをめざしましょう。この速度は感覚としては1秒間に2歩踏み出すテンポです。息ははずみますが会話ができる程度の歩行運動です。

ステップ3

「アクティブかむかむウオーキング」の完成

アクティブウオーキングのテンポがとれるようになったら、歩行コースにガムの咀嚼を取り入れ、「かむかむ」というリズムに合わせて歩いてみましょう。
たとえば「かむかむピッピッ！」というリズムで、ピッ　ピッ！のときには腕を後ろに振るなど自分で工夫してみてください。咀嚼によるからだへの効果が加わり、バランス能力がアップしたり筋肉の活動性が高くなるなど、歩行運動の効果が高まることが期待できます。

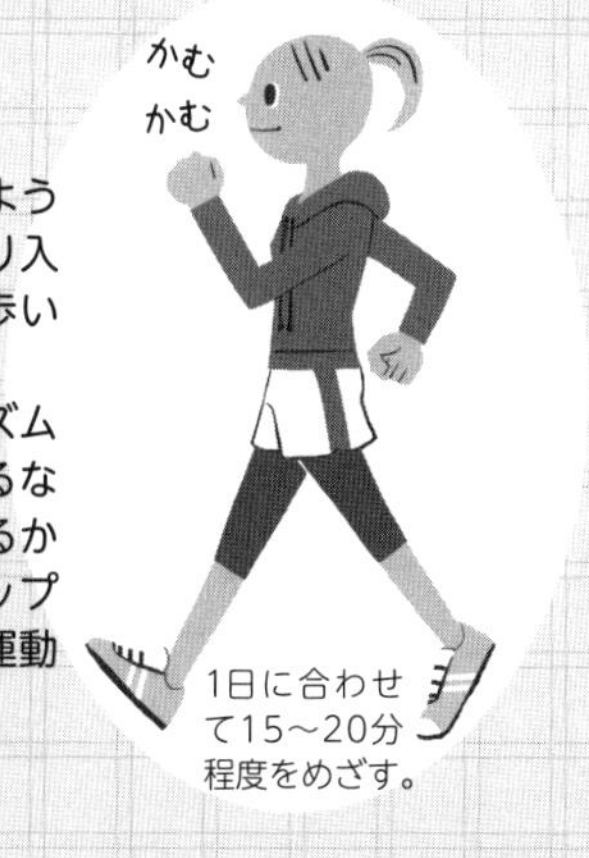
かむ
かむ
1日に合わせて15〜20分程度をめざす。

参加した1051人にアンケート調査（回答率95％）が行われました。ガムを噛んで歩いた感想を尋ねたところ、リズムがとれた（29％）、歩きやすかった（26％）、頭がスッキリした（15％）、からだが楽に動いた（12％）、疲れがなかった（7％）などの意見があり、多くの人は噛むことになんらかの効果を感じたようです。3割近い人が、リズムがとれたと答えているのは興味深いところです。

運動不足になりがちな現代社会で、速歩に噛むことを合わせたこの「アクティブかむかむウオーキング」の習慣をもつことは、速歩の効果に合わせて〝噛むことによる運動能力への効果〟をうまく活用し、美と健康を手に入れるもっとも手軽で優れた方法として大きな可能性を秘めているとわたしは考えています。

さらにはウオーキングだけでなく他のスポーツでも、ガム咀嚼を合わせた〝かむかむエクササイズ〟の開発は、すべての世代に向けての研究課題と考えています。いま、日本人の健康寿命を延ばすことができる具体的な方法として、スポーツに噛む効果を合わせる方法論は大切です。今後もアピールし、社会にもっと定着する習慣となるよう取り組んでいきたいと考えているのです。

まずは好きなガムを噛みながら自分のペースで始める

「かむかむウオーキング」のようにガムを噛《か》んで歩いてみると、まっすぐ歩けるか、からだのバランスはとれているかなどを知る機会にもなります。

噛み合わせがうまくいっているかが、歩行の姿勢にも反映するからです。

自分の歩く姿は、自分ではなかなかわからないものですから、周りの人に声をかけてお互いにチェックし合うのもいいかもしれません。

また、口呼吸ではなく鼻呼吸になるので、口やのどが乾燥せず、潤うという効果もありそうです。

日常的に「かむかむウオーキング」をするなら、ビルから次のビルまで何分で歩けたか、ワンブロックを何分で歩けたか、全コースを何分で歩けたかなどの記録をつけるとよいでしょう。自分の体力の微妙な変化や歩行能力の変化に気づくことができます。これにより、もっと歩こうといったやりがいも生まれるかもしれません。だらだらと歩くのではなく、目標に向かって歩けば、いい歩き方に変化していくでしょう。

まずは自分のペースで始めればよく、ガムは市販されている好みのものでかまいません。入れ歯でガムは噛めないという方は、歯にくっつきにくい入れ歯の方でも噛めるガムを選ぶとよいでしょう。

自立した暮らしは噛めることから

誰の助けもなく自立して暮らせる人生の時間、つまり健康寿命をいかに延ばすかは、これからの大きな課題です。平均寿命が延びても、寝たきりの時間ばかりが長くなるのは、誰にとっても望ましいことではありません。

寝たきりにならずに、ずっと健やかな暮らしを続けたいと願うなら、日常生活での基本行動である食事、排泄、からだの移動、入浴などを行う能力を維持しなくてはなりませんが、この基本行動は、噛《か》む能力の指標である「総咬合《こうごう》力」と深い関係にあることが多くの調査で徐々にわかってきました。

たとえば、明海大学の安井利一教授らは高齢者を対象に、寝ている状態から起き上がる動作、ロープを片足ずつ踏み越える動作、歩行能力などでその動作の速さと総咬合力との関係を調べています。

歩行能力ではあまり明確な差が認められなかったのですが、起き上がる動作と踏み越える動作についてからだを速く動かせる人は、良好な総咬合力、つまりいい噛み合わせと十分な噛む力をもつ人であることがわかりました。からだを動かす速さは、活動レベルを反映していると考えられます。日常生活のいろいろな活動は、歯や噛み合わせの影響を受けているということをうかがわせる結果といえるでしょう。

できるだけ自分の歯を残し、上下の歯の正しい噛み合わせを保つことは、健やかな老後につながる大切な要素だったのです。

健康作りの最大の目的は、寝たきりを防ぐことです。寝たきりになる要因として、「メタボ」「ロコモ」「認知症」などがあげられます。メタボは、メタボリックシンドロームのことで心筋こうそくや脳卒中といった血管の病気を引き起こし、ロコモはロコモティブシンドロームのことで骨や関節、筋肉といった足腰を衰弱させてしまいます。そして病的な脳の機能低下による認知症は健全な生活を奪います。

この3つの要因とも、食事や運動、骨・筋肉への刺激、大脳の活性化などにおいて噛むこととは深い関係にあると思われます。わたしは、健康長寿の秘訣がもしあるとすれば、しっかり噛んで食べること、そしてからだをよく動かすこと（骨・筋肉の老化対策）に尽きると考えています。

高齢者の転倒は〝しっかり噛めないこと〟と関係している

健やかな老後を考えるとき、どうしても避けて通れない問題があります。高齢者の転倒による骨折です。寝たきりとなることが多い骨折として、足の付け根での骨折（大腿骨《だいたいこつ》近位部骨折）が指摘されています。２０１２年には全国でおよそ19万例の大腿骨近位部骨折があったと推計されています。

その原因の80～90％が転倒です。

高齢者を寝たきりにさせないためには、この転倒による骨折をいかに防ぐかが、大きな目標となってきました。医療の現場ではその対策として骨を丈夫にする薬などの開発とともに転倒予防への対応も大きな柱となっています。

わたしは、転倒予防には歯科からのサポートも大事だと考えています。

転倒事故につながる「危険因子」としては、①視力低下、②聴力の低下、③平衡《へいこう》機能の低下、④認知症、⑤変形性ひざ関節症など、⑥起立性調節障害などをあげることができると思いますが、③の平衡機能は、噛《か》み合わせやあごの安定が大きく影響するバランス能力の問題です。

転倒した人と転倒していない人でバランス能力を調べた研究があります。静的バランスをみると、転倒した人は、からだの姿勢を維持し、重心を安定させる神経や筋肉の働きが落ちていることが指摘されています。重心動揺も転倒していない人に比べ揺れが大きいとの報告があります。一方、動的バランスではからだが傾くことを予測して姿勢を制御する能力が問われますが、転倒した人はこの予測に対処する能力が著しく低下しており、また重心移動のために足を出すといった動作の速さが格段に遅くなっていると報告されています。

わたしはこうした能力の低下を改善することが、転倒予防につながると考えています。つまり静的バランスでは重心動揺をより低く抑え、動的バランスでは動作が速くなるような対策が必要ということになります。

これらはいずれも、噛み合わせをよくし、噛む力を回復させることでその能力の低下を防止し、改善することも可能であると考えているのです。もちろん食事で栄養をきちんととり、足の筋肉などを維持するような軽い運動（特にインナーマッスルである大腿四頭筋《だいたいしとうきん》や大腰筋の筋力を高める運動、たとえばいすの背をもって行うスクワットなど）も行うことが前提ですが、しっかり噛めるようにすることは転倒予防につながるリスクを減らす、大きな改善効果や増進効果があると考えます。

またバランスの維持には、筋肉（骨格筋）が働いて姿勢の修正を機敏に行うことが必要です。この筋肉や筋力は、加齢にともない残念ながら誰でも減少していきます。これを食い止め、日常活動に支障がないだけの筋肉を保持するためにも、噛むことによる筋肉への刺激が大事になってくるでしょう。

高齢者への健康対策として、歯や口腔《こうくう》のケアは、転倒予防策としても大変重要な要素であることを忘れないでいただきたいと思います。

〝噛むこと〟が基本となった介護現場

これまで介護の現場では、安全に、あるいは事故のないようにということが最優先であったため、介護される人の状態をなんとか現状維持させようといったレベルに終始していたように思います。

寝たきりの高齢者がもし入れ歯をしていたら、間違って飲み込んだりしないよう、たちどころに看護師さんはそれを外していました。総入れ歯を誤って飲み込むことなどないだろうと一般の人は考えがちですが、入れ歯の向きが90度ずれるだけで飲み込んでしまう事故はあるのです。そこで、安全優先のためには、入れ歯を外すのはしかたのないことと考えられていました。

ところが、安全のためにと、入れ歯を取ってしまうことがきっかけとなり、どんどんマイナスの循環が始まります。食事は流動的な軟らかい物しかとれなくなってしまいます。噛《か》む回数が減るので、唾液も少なくなり、口のなかに物がたまりやすくなります。こうした状況ではブラッシングも十分ではないことが多いでしょう。口のなかには色々なものが停滞し、そこに細菌が繁殖します。この細菌がなんらかのきっかけで肺のなかに入ってしまうと、誤嚥《ごえん》性肺炎を引き起こす可能性があります。誤嚥性肺炎の原因となる細菌がどこから来たのか、これまであまりよくわかっていませんでしたが、肺炎を引き起こした細菌を詳しく調べた結果、その多くがもともと口のなかに生息していた細菌であることがわかってきました。

いま、介護の潮流は変わりつつあります。寝たきりの人であっても、入れ歯を外させるのではなく、管理するという方針になってきました。入れ歯が必要な人の場合は、普段通り使っていただくのが基本です。しっかり自分の歯で噛むということが重要であり、唾液を出すことも大きな意義があるという認識が次第に広がってきたのです。

ただし本人だけにまかせず、必ず横に看護や介護の担当者が立ち会い、食事が終わるまで安全を見守ります。

在宅の寝たきりの人については、現在の歯科の体制はまだまだ未整備といえる状況です。在宅で新しく入れ歯を作るというのは非常に難しい状況と思われます。しかし可能な限り、その人に合う義歯や入れ歯などを作っていこうと歯科医師は考えています。

噛むことができなくなること、それはなによりも本人からやる気を奪ってしまいます。また思考力もどんどん低下させます。だからこそ、この逆の方向性をわたしたちは見出す必要があります。お年寄りの歯をしばしばみている歯科衛生士のなかには、寝たきりのお年寄りが自分の歯で噛むことができるようになると、気力が充実して、やる気もどんどん出てくるようだ、という人もいます（**図21**参照）。

図21 ● 噛むことで健康増進

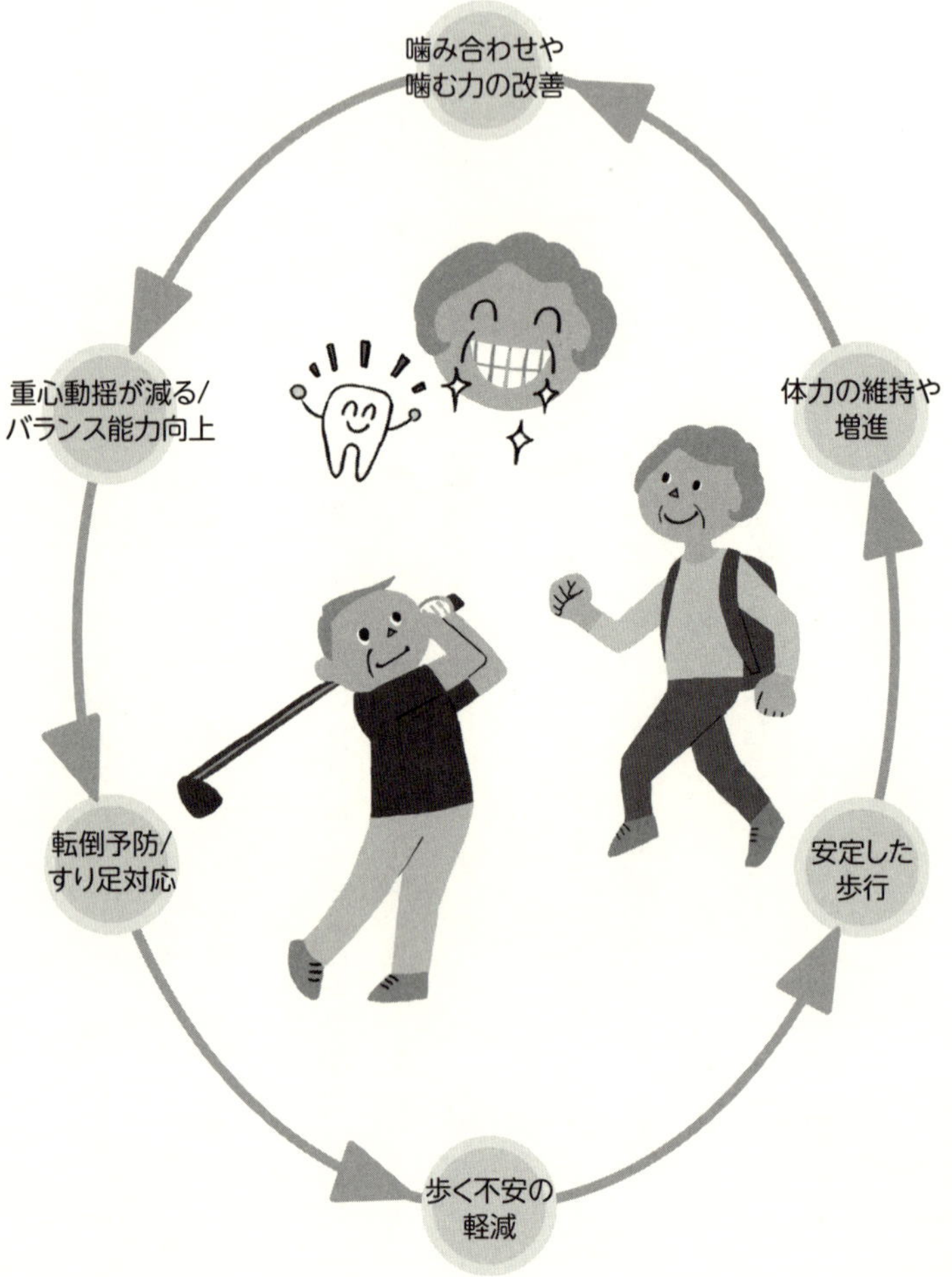

将来は〝生活用〟口腔内装置になるスポーツスプリント

ある著名な俳優が、マウスガードをして散歩に出かけているという番組をみたことがあります。これをみたときには、本当にうれしくなりました。なぜなら、いまわたしたちが、これからの健康作りとして考えている〝生活に密着した〟スポーツスプリントのイメージに近いものだったのです。

マウスガードは、治療用タイプ以外はスポーツ分野で使用されることが多いのですが、近い将来、中高齢者の健康増進用、あるいは転倒予防策として、みんなが必ず持つスポーツスプリントタイプの口腔《こうくう》内装置になるのではないかと思っています。スポーツ前のウオーミングアップや疲労の軽減にも有効なはずです。

〝噛む筋肉効果〟をオーダーメイドで活用

噛《か》むことのからだへの効果を利用して、これからは個人個人に合わせた、オーダーメイドのスポーツスプリントを処方する時代がくるのではないかと思います。

ゴルフのスイングで使う筋肉には個人差があります。肩甲骨の筋力の活動が弱いとボールがどちらかに偏って飛んでしまいます。野球でも、バッターの両肩の筋肉のバランスが、ボールの飛ぶ方向に影響するでしょう。

こうした場合に、左の筋肉の活動を高めるために、たとえば、左の歯を強く噛みしめられるという対応が可能ではないかと考えています。噛みしめによる筋肉への効果を利用して、活動が弱い筋肉をうまく補強することができるようになるかもしれません。すでにスポーツスプリントでそうした実験も試みていますが、ゴルフのスイングの実験ではボールの軌道に変化が現れるのは確かなようです。

スポーツ競技は、複雑なからだの運動が組み合わさっているため、これからはどの競技のどういう場面でこうした噛む筋肉効果が有効に活用できるかなどを詳細に検討していかなくてはならないと考えています。

この考え方はスポーツ競技だけではなく、こどもたちのバランスのよいからだの発育にも、足の筋肉がぜい弱になりつつある高齢者などにもうまく応用できるのではないかと思います。

わたしの専門であるスポーツ歯科はいま、「健康スポーツ歯科」を標榜《ひょうぼう》しています。これまでの競技選手の口腔《こうくう》ケアだけでなく、こどもから高齢者までの生涯にわたる〝噛む健康〟を支え、歯科からからだ全身の健康増進を図ろうという意図を込めています。日常生活用のスポーツスプリントとか、ガムの新たな活用法はいずれもっと注目され、一般的なものになると期待しています。

残念ながら、これまで日本では社会のなかで、噛む力や咀嚼《そしゃく》といった口腔からの提案がこどもの成長や健康作りに加えられることはあまりありませんでした。「噛むことが脳の発達やからだ全身のバランス育成などにつながっている」という認識もいまだ希薄です。

これからさらに噛むこととからだと脳の関係が明らかになったとき、学校では授業の前にこどもたちがガムを噛むようになるかもしれません。高齢者がガムを噛みながら歩く姿も、当たり前のことになるかもしれません。そんな時代も近いように思います。

おわりに

本書は、わたしたちがこれまでに研究してきたテーマである「顎口腔系《がくこうくう》」と呼ばれる、歯やあごなどの口腔の状態が全身の状態とどのように関連するのかという研究から得られた、特に、歯や噛《か》むこととスポーツに関する情報をもとに構成しています。

近年、スポーツ選手の間でも歯の重要性が認識され始め、自身の口腔管理に気をつけるようになってきたようです。国を代表するような一流選手には、顕著にそのような傾向がみられます。また、一般の人々にとっても噛むことと身体機能との関係は興味深い話題であり、健康を考えるときの大きな関心事となってきました。

正しい噛み合わせやあごの位置の安定は、日常生活やスポーツの基本と考えなくてはなりません。健康的な口腔環境を維持し、正しく噛むことは、常に脳を刺激します。また、正しい噛み合わせや正しい顎位は、身体活動にそのまま直結する影響力をもちます。

スポーツ選手に噛み合わせなどの歯科的問題がある場合、選手らはトレーニングや試合、遠征、合宿などのハードスケジュールをこなす生活のなかでは、十分な歯科治療を受ける時間がもてず、一時的な対応をせざるを得ないことがあります。顎顔面骨折のような外傷は例外として直接競技の妨げになるような歯科疾患は少ないと思いますが、噛むタイミングがわずか0・01秒遅れることでパフォーマンスが低下するといった競技では、口腔の健康管理は重要と考えられます。さらに、あごや口腔の外傷予防を考えたとき、マウスガードの使用はとても大切です。スポーツ関係者にはその点をもっと理解していただきたいと思います。

選手における健康管理の目的は、すべてのアスリートが安全かつ健全な状態で練習を行い、競技において自分の能力を存分に発揮できることです。歯や噛むことと、スポーツのかかわりについて、近年、国民やアスリートの関心が高まっていることから、選手の健康管理やパフォーマンスの維持・向上に寄与できるよう、スポーツ歯科からの情報提供はより大切になります。

また、一般中高齢者の健康管理においても噛み合わせ・顎位の安定が転倒防止に重要であることが明らかになりつつあり、日常生活においてこれからもっと配慮すべき課題であるとの認識も生まれています。スポーツ歯学という健康歯学の分野が担う責任は今後大きくなり、その活動範囲の広がりとさらなる基礎的・臨床的な研究が重要になると思います。

動物社会では、歯がなくなれば命が保てません。食べることはもちろん、戦うこともできなくなるからです。まさに、噛むことは生きることです。このことをわたしたちも肝に銘じておくべきではないでしょうか。

本書から発信された情報が、スポーツ選手には歯科の重要性を改めて理解してもらうとともに、フィールドでは自身がもっている能力を十分発揮できるよう活用されることを願っています。また、中高齢者においては、日常の身体（運動）活動において正しい噛み合わせから得られる噛む効果の重要性を改めて認識していただき、健康的で豊かな生活につなげていただければ幸いに思います。

最後に、本書の内容に関する研究データ等はこれまでの研究の仲間「たてとよこの会」の椺津徳弘先生をはじめとした会員、そして東京歯科大学スポーツ歯学研究室の武田友孝准教授、中島一憲講師らの不断の熱心な協力の賜であることを付記いたします。

石上恵一

二〇一四年八月一日

参考文献

- 宮田敏則ほか. 顎口腔系の状態と全身状態との関連に関する研究：Ⅰ-1. 咬合の変化が姿勢, 特に重心動揺軌跡に及ぼす影響. 補綴誌. 32, 1233-1240, 1988.
- 深井智子ほか. 中学生の咬合状態と健康観および運動能力の関連性について. 明海歯学. 36(1), 37-41, 2007.
- 早川巌ほか. 咬合と歩行安定性　義歯装着の有無による影響. the Quintessence. Vol. 19, 971-976, 2000.
- 石上惠一ほか. 顎口腔系の状態と全身状態との関連に関する研究―有床義歯装着患者における義歯装着の有無が姿勢, 特に重心動揺軌跡に及ぼす影響―. 姿勢研究. 10, 135-142, 1990.
- 宮原隆雄. ヒトのヒラメ筋H反射の噛みしめによる変調. 口病誌. 58, 670-686, 1991.
- 前田憲彦. 咀嚼筋の生後発育に対する食物の性状の影響, 文部省特定研究「咀嚼システムの基礎的研究」総括班, 咀嚼システムの形成と適応. 風人社. 243-255, 1988.
- Takeshi Kato, Takeshi Usami, Yukihiro Noda, Masaya Hasegawa, Minoru Ueda, Toshitaka Nabeshima.The effect of the loss of molar teeth on spatial memory and acetylcholine release from the parietal cortex in aged rats. Behavioural Brain Research. 83(1-2), 239-242. 1997.
- 河村洋二郎ほか. "かみしめ"により生じる身体機能変化に就て. 阪大歯誌. 1, 47-58, 1956.
- 中村嘉男. 咀嚼する脳　咀嚼運動をコントロールする脳・神経の仕組み. 医歯薬出版. 2005.
- 船越正也ほか. 咬合力と知能テストの関連性について. 岐歯学誌. 15, 392-398, 1988.
- 渡邉誠. 高齢者の歯と痴呆. 日歯広報. 2005年2月25日号(1316号).
- 山本龍生, 近藤克則ほか. 現在歯数、咀嚼能力およびかかりつけ歯科医院の有無と認知症を伴う要介護認定との関連：AGESプロジェクトのコホートデータによる分析. 第21回日本疫学会学術総会（2011年1月21日, 札幌市）プレスリリースより（http://square.umin.ac.jp/ages/press-releases/10-007.pdf）
- 松本勝ほか. 成人期の咬合状態と生活体力に関する研究. スポーツ歯学. 1(1), 9-15, 1998.
- Hiroshi Hagino. Fragility Fracture Prevention : Review from a Japanese Perspective. Yonago Acta medica. 55, 21-28, 2012.
- 榎本友彦. ガム咀嚼が身体重心動揺に及ぼす影響. 補綴誌. 37, 436-445, 1993.

- 石上惠一ほか. 顎口腔系が運動調節機構へ及ぼす影響　第3 報ガム咀嚼が静的・動的立位バランスへ及ぼす影響. 日本臨床スポーツ医学会誌. 15, 178, 2007.
- 日本平衡神経科学会編『平衡機能検査の実際』. 南山堂. 126–133, 1986.
- 武田友孝ほか. 噛みしめ時の歯のひずみに対するマウスガードの効果. 補綴誌. 49, 608-616, 2005.
- 正村正仁. マウスガードの歯および歯周組織への効果. 松本歯学. 33, 255-268, 2007.
- 石上惠一ほか. 顎口腔系の状態と全身状態との関連に関する研究－スプリントによる咬合挙上がアーチェリーにおける姿勢維持に及ぼす影響－. 補綴誌. 36, 481-487, 1992.
- 石上惠一ほか. 咬合の不調和が眼振図に及ぼす影響. DENTIST. No198, 33-40, 1992.
- 石上惠一ほか. 顎口腔系の状態変化が身体平衡機能（静的・動的バランス）へ及ぼす影響. 日本歯科医師会雑誌. 62, 1161-1168, 2010.
- 西野仁泰ほか. ガム咀嚼時における動体視力への影響. スポーツ歯誌. 18, 2014.
- 石上惠一ほか. ガムとスポーツパフォーマンス. 歯医者さんの待合室. 4, 36-37, 2001.
- 石上惠一ほか. フィールドでのパフォーマンスに対する歯科的臨床対応. 臨床スポーツ医学. 31, 526-534, 2014.
- 石上惠一ほか. 臨床スポーツからみた咬合とスポーツパフォーマンスとの関係. 東京都歯科医師会雑誌. 59, 9-16, 2011.
- 黒川勝英ほか. ガム咀嚼が身体運動反応時間に及ぼす影響. 補綴誌. 52, 448, 2008.
- 日本咀嚼学会編『咀嚼の本　噛んで食べることの大切さ』(財)口腔保健協会 2006
- 船越正也『食と教育　咀嚼と脳から考える』(財)口腔保健協会 2004
- 上田実『咀嚼健康法　脳と体を守る』中央公論社 1998
- 日本咀嚼学会編『誰も気づかなかった 噛む効用　咀嚼のサイエンス』日本教文社 1997
- 財団法人8020 推進財団「厚生科学研究による　口腔と全身の健康との関係Ⅱ」
- 講師・君塚正道, 医学監修・勝川史憲『NHK まる得マガジン　アクティブ・ウオーキング　健康ですてきな体形に！』NHK 出版 2012
- 日本スポーツ歯科医学会『スポーツ歯科臨床マニュアル』(編集責任/ 大山喬史, 河野一郎, 安井利一) 医学情報社 2007

著者プロフィール

石上惠一

東京歯科大学スポーツ歯学研究室主任教授。日本大学歯学部卒業後、1986～88年まで U.M.D.S.GUY' S HOSPITAL(UNIV. LONDON) に日本大学海外派遣研究員として留学。1998年、東京歯科大学助教授、1999年からCOLLEGE OF DENT.KYUNG HEE UNIV.(KOREA) 客員教授。2001年から現職。1997年から日本オリンピック委員会（JOC）強化スタッフ・スポーツドクター。日本スポーツ歯科医学会理事（教育普及担当）。健康スポーツ歯学をめざし、2013年の「アクティブかむかむウオーキング」に歯科医師の立場で参画。

アクティブかむかむウオーキング事務局

アクティブウオーキング（速歩）を行うことと、しっかり噛める歯で噛むことは、ともに生活習慣病の予防や改善そして脳の健康維持にも役立つ可能性があるという考えから、ふたつを連動して行う健康法を探究することを目的にNHKエデュケーショナル内に設置。現在はウオーキング大会の開催や、専門家の意見を聞くセミナー会活動などを行っている。「かむ」はCOME＝CHEWING, ORAL MAINTENANCE, EXERCISEの頭文字からとっている。

制作協力
NHKエデュケーショナル

カバーデザイン
石川直美(カメガイ デザイン オフィス)

表紙カバーイラスト
株式会社シーマップリレーションズ

本文デザイン+DTP
美創

イラスト
松沢ゆきこ

写真提供
株式会社ロッテ(139、141ページ)
ダイチ株式会社(146、149、151ページ)

構成
福島 昭

編集協力
鮎川京子

かむかむウオーキング
しっかり噛めると、脳とカラダがめざめる

2014年10月10日　第1刷発行

著　者　石上惠一
発行人　見城 徹
編集人　福島広司

発行所　株式会社 幻冬舎
〒151-0051　東京都渋谷区千駄ヶ谷4-9-7
電話　03(5411)6211(編集)
03(5411)6222(営業)
振替00120-8-767643
印刷・製本所　図書印刷株式会社

検印廃止

ISBN978-4-344-02655-1　C0095
幻冬舎ホームページアドレス　http://www.gentosha.co.jp/

この本に関するご意見・ご感想をメールでお寄せいただく場合は、
comment@gentosha.co.jpまで。

GENTOSHA